診療放射線技師国家試験出題基準に基づく 国家試験対策シリーズ 4

診療放射線技師学生のための
なんで なんで？ どうして？
ー放射線計測学ー

熊谷 孝三 編著
広島国際大学名誉教授

医療科学社

著者略歴

熊谷 孝三 （くまがい　こうぞう）

広島国際大学名誉教授（工学博士）

九州大学大学院工学府エネルギー量子工学博士後期課程修了

厚生労働省診療放射線技師国家試験委員、日本高等教育評価機構大学機関別認証評価員

広島国際大学客員教授・大学院総合人間研究科長・保健医療学部長・診療放射線学科長、九州大学医学部非常勤講師、京都医療科学大学医療科学部非常勤講師、三次看護専門学校非常勤講師、（一社）日本ラジオロジー協会理事、（公社）日本放射線技術学会理事、（公社）日本放射線技術学会放射線治療分科会会長、（公社）日本放射線技術学会第 62 回総会学術大会大会長、日本放射線治療専門放射線技師認定機構理事長、全国国立病院療養所放射線技師会理事、（公社）福岡県放射線技師会副会長、放射線治療研究会代表世話人、日本放射線治療品質管理機構理事などを歴任

第 57 回保健文化賞、厚生労働大臣表彰、福岡県知事表彰、福岡市長表彰、（公社）日本放射線技師会会長表彰、（公社）日本放射線技師会中村学術賞、（公社）日本放射線技術学会梅谷賞、（公社）日本放射線技術学会学術賞など受賞多数

はじめに

本書『診療放射線技師学生のためのなんで なんで？ どうして？ 放射線計測学』は、診療放射線技師国家試験出題基準に基づいた放射線計測学の国家試験対策本です。

診療放射線技師になるためには大学や専門学校を卒業し、国家試験に合格しなければなりません。座学教育を受けて臨床実習（臨地実習）に臨むことになります。病院で患者の命に関係する診療を行うためには、国家試験の合格を優先して目指す必要があります。大学等では放射線計測学は専門基礎科目です。

かつて、大学生から「専門基礎科目の知識をどうしたら覚えられますか」と尋ねられたことがあります。この時は、どうすれば学生にわかっていただけるであろうかと考えさせられました。このことを考え、工夫した参考書が本書です。「診療放射線技師国家試験基準」に基づいて執筆し、平易な文章・図・表が多用しています。会話形式でわかりやすく書いたつもりです。また、本書で実力がつき、国家試験の合格点を確保できるようになることは間違いありません。

そこで、皆さんに守って頂きたいルールがあります。本書を少なくとも 3 回読み、解答がなんでこうなるのかということを覚えてください。知識の習得に際して「私は暗記が苦手だ」と思わずに、「なんで」ということを考えて暗記してください。

人間は人生の中で「もっと勉強をしておけばよかった」と思う時期があります。それは「今」です。この気持ちを大切にし、人生の道を間違えないようにしてください。

また、社会人として患者の診療を行っている診療放射線技師の方々も、本書によって不足した知識を補って頂きたいと思います。患者の診療で「知らなかった」ということがないように専門知識を学習して頂きたいのです。本書を学ぶほどに放射線計測を担うプロフェッショナルの診療放射技師の姿が見えてくることでしょう。

最後に、本書の出版にあたり、ご尽力いただいた医療科学社編集部の齋藤聖之氏にお礼を申し上げます。

2022 年 6 月

著者　熊谷孝三

本書の学び方 1

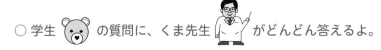

○ 学生  の質問に、くま先生  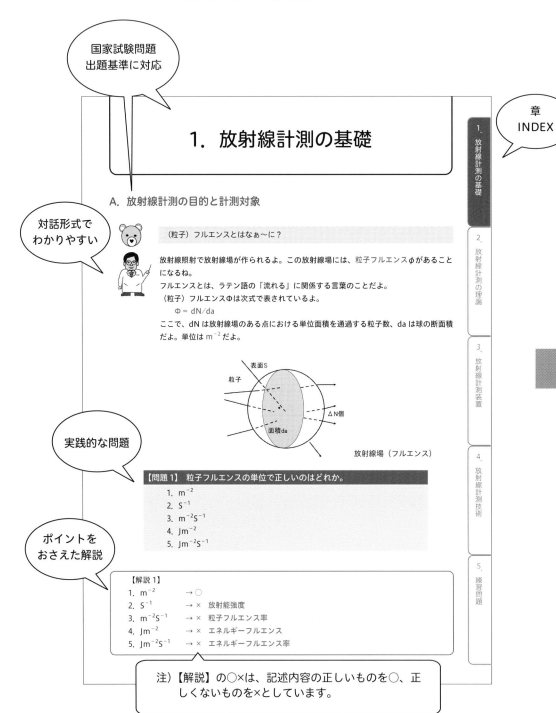 がどんどん答えるよ。

○ 本文を節ごとに読んだ後は、問題を解こう！

国家試験問題
出題基準に対応

章
INDEX

1. 放射線計測の基礎

A. 放射線計測の目的と計測対象

対話形式で
わかりやすい

（粒子）フルエンスとはなぁ〜に？

放射線照射で放射線場が作られるよ。この放射線場には、粒子フルエンスφがあることになるね。
フルエンスとは、ラテン語の「流れる」に関係する言葉のことだよ。
（粒子）フルエンスΦは次式で表されているよ。

$\Phi = dN/da$

ここで、dN は放射線場のある点における単位面積を通過する粒子数、da は球の断面積だよ。単位は m^{-2} だよ。

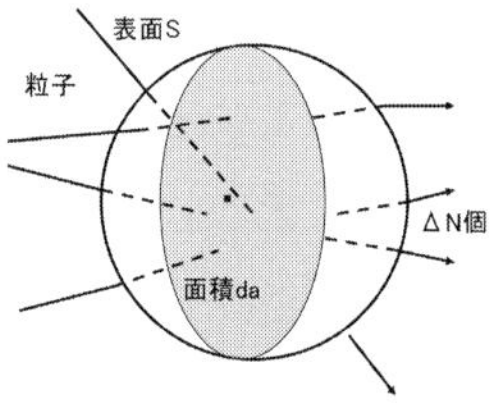

放射線場（フルエンス）

実践的な問題

【問題 1】 粒子フルエンスの単位で正しいのはどれか。

1. m^{-2}
2. s^{-1}
3. $m^{-2}s^{-1}$
4. Jm^{-2}
5. $Jm^{-2}s^{-1}$

ポイントを
おさえた解説

【解説 1】

1. m^{-2} →○
2. s^{-1} →× 放射能強度
3. $m^{-2}s^{-1}$ →× 粒子フルエンス率
4. Jm^{-2} →× エネルギーフルエンス
5. $Jm^{-2}s^{-1}$ →× エネルギーフルエンス率

注）【解説】の○×は、記述内容の正しいものを○、正しくないものを×としています。

赤いシートを
活用しよう！！

1. 放射線計測の基礎

A. 放射線計測の目的と計測対象

（粒子）フルエンスとはなぁ〜に？

放射線照射で放射線場が作られるよ。この放射線場には、　　　　　φがあることになるね。
フルエンスとは、ラテン語の「流れる」に関係する言葉のことだよ。
（粒子）フルエンスΦは次式で表されているよ。

ここで、dN は放射線場のある点における単位面積を通過する粒子数、da は球の断面積だよ。単位は　　だよ。

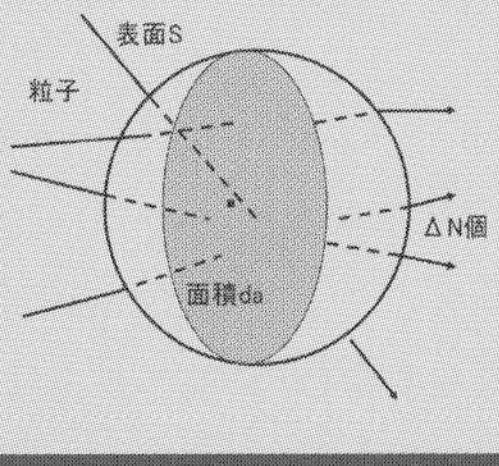

放射線場（フルエンス）

【問題 1】 粒子フルエンスの単位で正しいのはどれか。

1. m^{-2}
2. S^{-1}
3. $m^{-2}S^{-1}$
4. Jm^{-2}
5. $Jm^{-2}S^{-1}$

【解説 1】

1. m^{-2} → ○
2. S^{-1} → × 放射能強度
3. $m^{-2}S^{-1}$ → × 粒子フルエンス率
4. Jm^{-2} → × エネルギーフルエンス
5. $Jm^{-2}S^{-1}$ → × エネルギーフルエンス率

1. 放射線計測の基礎
2. 放射線計測の理論
測装置
4. 放射線計測技術
5. 練習問題

重要な用語を
覚えよう

付録
透明赤シート

問題を解いて
解説で確認しよう

本書の学び方 2

○ 練習問題は全部で 100 問！

○ 国家試験レベルの練習問題に挑戦し、実力を確認しよう。

○ 問題を 3 回解いて解答を覚えよう！

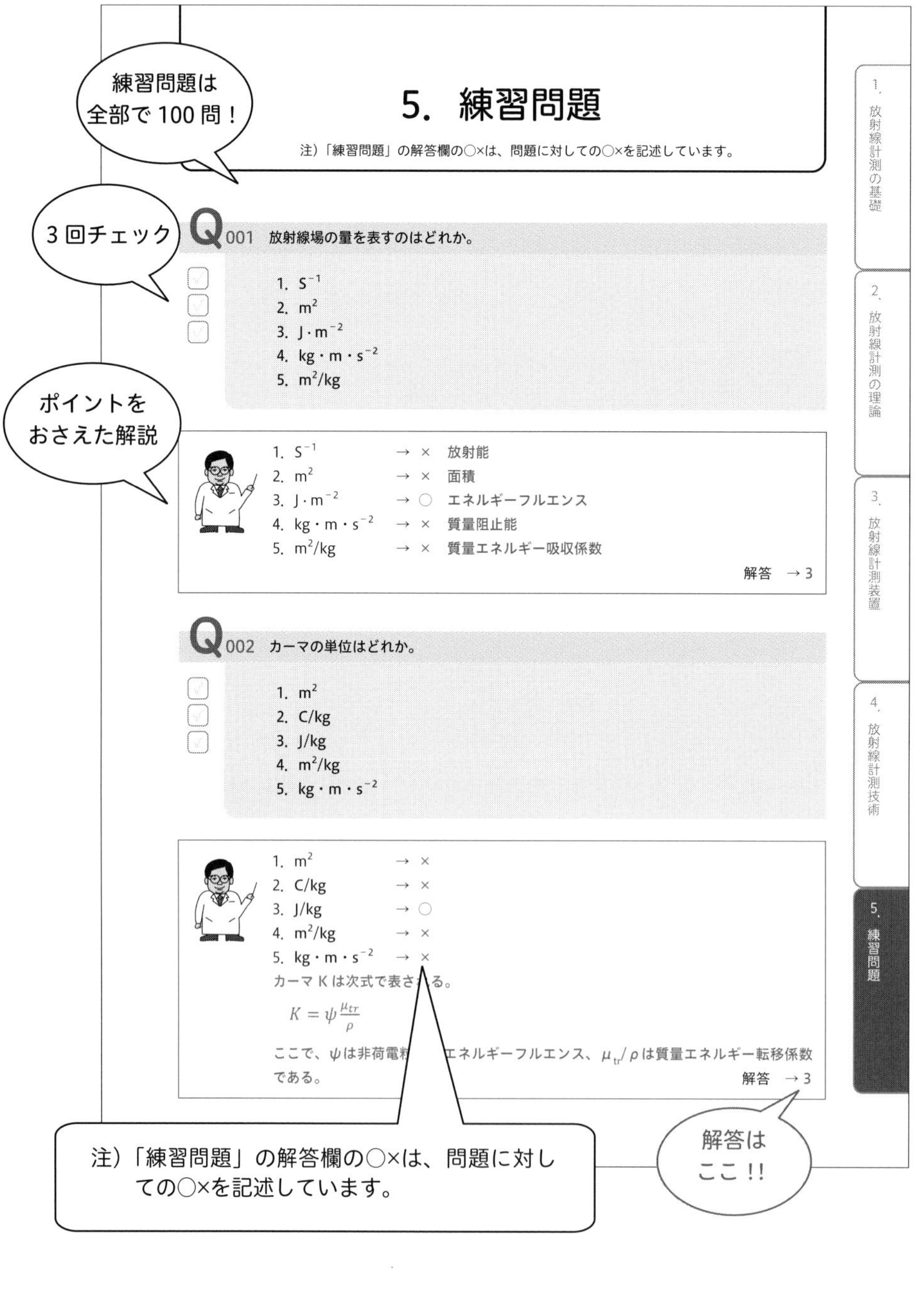

5. 練習問題

注)「練習問題」の解答欄の○×は、問題に対しての○×を記述しています。

Q001 放射線場の量を表すのはどれか。

1. S^{-1}
2. m^2
3. $J \cdot m^{-2}$
4. $kg \cdot m \cdot s^{-2}$
5. m^2/kg

1. S^{-1} → × 放射能
2. m^2 → × 面積
3. $J \cdot m^{-2}$ → ○ エネルギーフルエンス
4. $kg \cdot m \cdot s^{-2}$ → × 質量阻止能
5. m^2/kg → × 質量エネルギー吸収係数

解答 → 3

Q002 カーマの単位はどれか。

1. m^2
2. C/kg
3. J/kg
4. m^2/kg
5. $kg \cdot m \cdot s^{-2}$

1. m^2 → ×
2. C/kg → ×
3. J/kg → ○
4. m^2/kg → ×
5. $kg \cdot m \cdot s^{-2}$ → ×

カーマ K は次式で表さ…る。

$$K = \psi \frac{\mu_{tr}}{\rho}$$

ここで、ψは非荷電粒…エネルギーフルエンス、μ_{tr}/ρ は質量エネルギー転移係数である。

解答 → 3

1. 放射線計測の基礎 / 2. 放射線計測の理論 / 3. 放射線計測装置 / 4. 放射線計測技術 / 5. 練習問題

練習問題は全部で 100 問！
3 回チェック
ポイントをおさえた解説
注)「練習問題」の解答欄の○×は、問題に対しての○×を記述しています。
解答はここ !!

CONTENTS

1. 放射線計測の基礎

A. 放射線計測の目的と計測対象

放射線計測の目的とはなぁ～に？

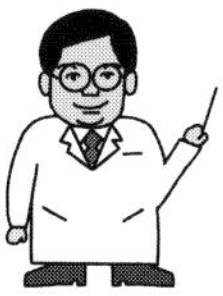

放射線量を計測・定量するのが目的だよ。検出器は、放射線の種類、エネルギー、強度、線量の何を測定するかで決まるよ。

放射線は医療分野だけでなく、いろんな場所で利用されているね。

放射線は、生体や物質に対する放射線作用や影響に関係しているよ。そのために放射線を測定するのだよ。

医療分野でも、人体被曝、体表面汚染、体内汚染などの評価を目的にしているよ。

放射線計測の対象はなぁ～に？

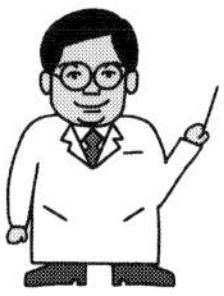

放射線測定の対象は様々なものがあるよ。

例えば、大まかに見て、医学分野、工学分野、農学分野、考古学分野、薬学分野などが放射線計測の対象となっているよ。放射線計測の対象は広いのだよ。

医学分野でも、放射線医学、放射線生物学、放射線防護などに関係しているよ。

放射線計測は、計測対象によって計測器、計測方法、計測原理などは違うの？

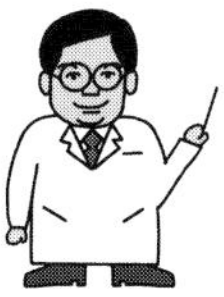

そうだよ。放射線の種類やエネルギーは様々なため、1種類の計測器で測定することはできないのだよ。

たとえば、原理は次のような方法があるよ。

- 放射線が物質を電離・励起した結果、生じた電荷・蛍光を測定する方法
- 化学変化を利用する方法。

また、主な放射線計測器には次のようなものがあるよ。

- 気体電離検出器、固体電離検出器、シンチレーション検出器、写真乳剤など

放射線を計測するためにはどうするの？

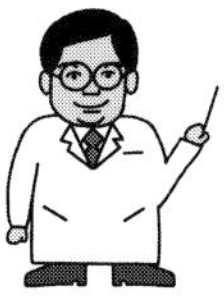

次のような方法で行うよ。

放射線は人間の五感に感じないために、放射線を人の眼に見えるように数量化する必要があるのだよ。

放射線の性質と量を知るので、放射線のエネルギーを電荷量や蛍光量に変換していくよ。

放射線計測器には電気回路が用いられているよ。

放射計測で重要なことはなぁ〜に？

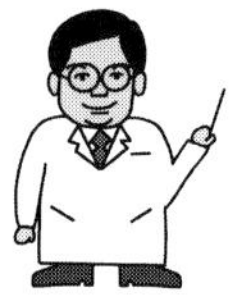

放射線を測定する場合、第一に重要なことは、放射線の何を測定するのか、何を検出するのかを認識することだよ。そして、その量を測定するためにはどのような種類の測定器や測定系が適しているかを見出す必要があるよ。その場合、必要とする測定精度に応じた測定器を選ぶことが大切だよ。目的に合った計測器を用いる必要があるよ。
また、測定が絶対量を必要としているか、あるいは相対量がわかれば十分なのかを区別することは測定内容を把握するうえで重要なことだよ。

B. 放射線に関する量と単位

a. 放射線場

放射線場とはなぁ〜に？

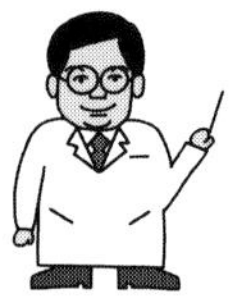

放射線場とは、放射線が存在する空間のことだよ。
放射線計測では、放射線場の強さ（フルエンスなど）や線量のことを理解することが重要だね。

（粒子）フルエンスとはなぁ〜に？

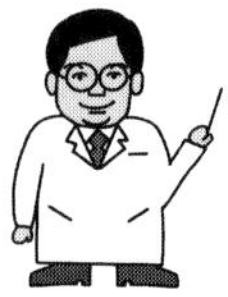

放射線照射で放射線場が作られるよ。この放射線場には、粒子フルエンスϕがあることになるね。
フルエンスとは、ラテン語の「流れる」に関係する言葉のことだよ。
（粒子）フルエンスΦは次式で表されているよ。

$$\Phi = dN/da$$

ここで、dN は放射線場のある点における単位面積を通過する粒子数、da は球の断面積だよ。単位は m^{-2} だよ。
この粒子フルエンスは、断面積そのものでなく、ある断面積を持った球体を考えるよ。この考え方は断面積の方向を指定する必要性はなく、単一方向や多方向から入射する粒子に対応できるのだよ。

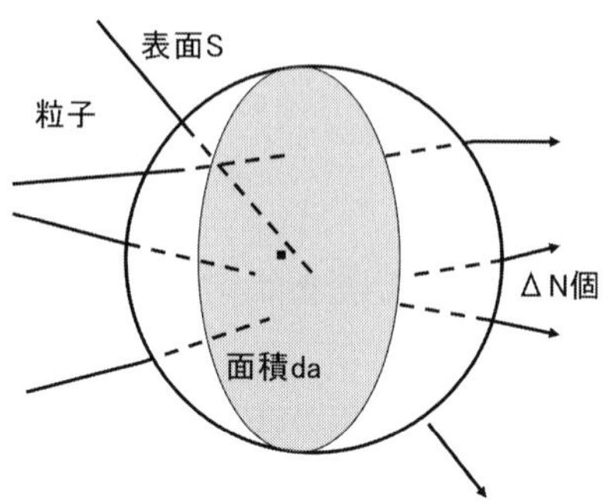

放射線場（フルエンス）

粒子フルエンス率とはなぁ～に？

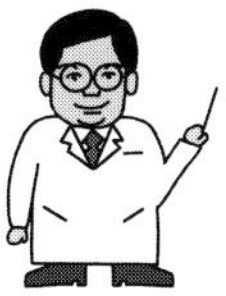

粒子フルエンス率ϕは、単位時間あたりの粒子フルエンスの量だよ。
粒子フルエンス率ϕは次式で表されるよ。

$$\phi = d\phi / dt$$

ここで、$d\phi$は粒子フルエンス、dt は単位時間だよ。
単位は、$m^{-2}S^{-1}$ だよ。

エネルギーフルエンスとは、何のことなの？

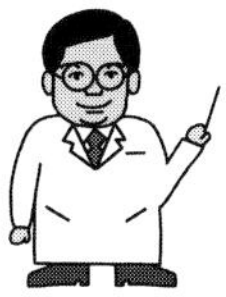

エネルギーフルエンスは、入射粒子の放射エネルギーだよ。
エネルギーフルエンスΨは、次式で表されるよ。

$$\Psi = dR/da$$

ここで、dR は入射粒子の放射エネルギー、da は球の断面積だよ。
単位は Jm^{-2} だよ。

エネルギーフルエンス率とは、何のことなの？

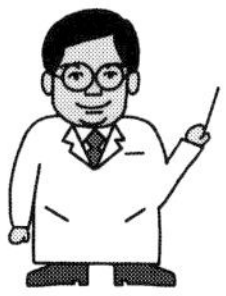

エネルギーフルエンス率は、単位時間あたりの入射粒子の放射エネルギーだよ。
エネルギーフルエンス率ψは、次式で表されるよ。

$$\psi = d\Psi/dt$$

ここで、$d\Psi$は入射粒子のエネルギーフルエンス、dt は単位時間だよ。
単位は $Jm^{-2}S^{-1}$ だよ。

【問題 1】 粒子フルエンスの単位で正しいのはどれか。

1. m^{-2}
2. S^{-1}
3. $m^{-2}S^{-1}$
4. Jm^{-2}
5. $Jm^{-2}S^{-1}$

【解説 1】

1. m^{-2} → ○
2. S^{-1} → × 放射能強度
3. $m^{-2}S^{-1}$ → × 粒子フルエンス率
4. Jm^{-2} → × エネルギーフルエンス
5. $Jm^{-2}S^{-1}$ → × エネルギーフルエンス率

b. 相互作用係数

相互作用係数について教えてよ！

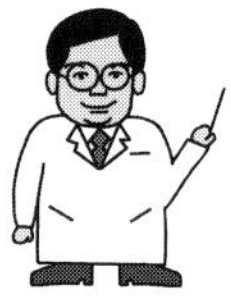

放射線と物質の間では、相互作用が発生するのだよ。その時に起こる確率は相互作用係数で特徴付けられているのだよ。相互作用係数の基本量は断面積だよ。

1）断面積

断面積とはなぁ～に？

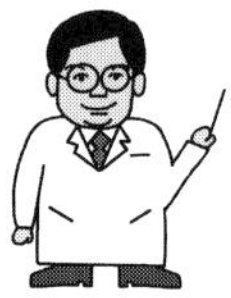

断面積はすべての放射線と物質に適用できるよ。
単位は b（バーン）だよ。b（バーン）は質量数の大きい原子核（半径 10^{-14}m）の断面積（10^{-28}m^2）の値が採用されているよ。

1b ＝ 10^{-28}m^2 ＝ 100 fm^2（フェムト平方メートル）

ある入射粒子が起こす全断面積 σ は、それぞれの成分断面積 σ_J の合計だよ。

$$\sigma = \Sigma_J \sigma_J = \frac{1}{\Phi} \Sigma_J N_J$$

ここで、N_J は粒子フルエンス Φ が起こす相互作用の平均数、σ_J は J の相互作用の成分断面積だよ。

2）質量減弱係数

質量減弱係数とはなぁ～に？

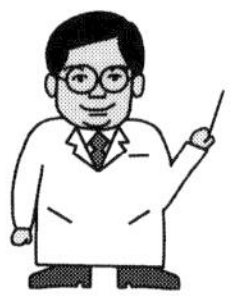

非荷電粒子に対するある物質の質量減弱係数 μ/ρ は、dN/N を ρdl で除した商だよ。

$$\frac{\mu}{\rho} = \frac{1}{\rho \, dl} \frac{dN}{N}$$

ここで、μ は線減弱係数、dN/N は粒子が密度 ρ の物質中を距離 dl 通過する間相互作用を起こす粒子の割合の平均値だよ。
また、質量減弱係数 μ/ρ は全断面積 σ で表すことができるよ。

$$\frac{\mu}{\rho} = \frac{N_A}{M}\sigma = \frac{N_A}{M}\sum_J \sigma_J$$

ここで、N_A はアボガドロ数、N_A/M はグラムあたりの原子数だよ。

3）質量エネルギー転移係数

質量エネルギー転移係数とはなぁ～に？

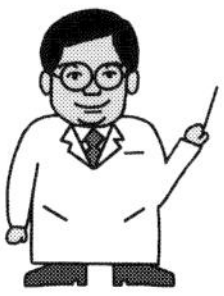

非荷電粒子に対するある物質の質量エネルギー転移係数 μ_{tr}/ρ は、dR_{tr}/R を ρdl で除した商だよ。

$$\frac{\mu_{tr}}{\rho}=\frac{1}{\rho dl}\frac{dR_{tr}}{R}$$

単位は m^2kg^{-1} だよ。

4）質量エネルギー吸収係数

質量エネルギー吸収係数とはなぁ～に？

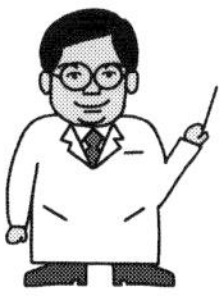

非荷電粒子に対するある物質の質量エネルギー吸収係数 μ_{en}/ρ は、質量エネルギー転移係数 μ_{tr}/ρ と（1－g）の積だよ。

$$\frac{\mu_{en}}{\rho}=\frac{\mu_{tr}}{\rho}(1-g)$$

ここで、gは物質中での制動放射で失われた二次荷電粒子のエネルギーの割合のことだよ。単位は、m^2kg^{-1} だよ。

5）質量阻止能

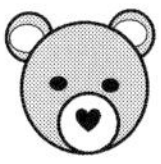

質量阻止能とはなぁ～に？

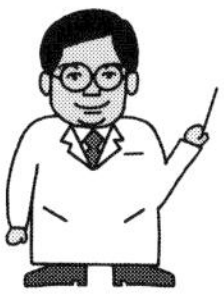

荷電粒子に対するある物質の質量阻止能 S/ρ は、dE を ρdl で除した値だよ。

$$\frac{S}{\rho}=\frac{1}{\rho}\frac{dE}{dl}$$

ここで、dE は荷電粒子が密度 ρ の物質中の距離 dl を通過中の平均エネルギー損失、S は線阻止能のことだよ。S の単位は J/m、eV/cm、keV/μm などだよ。単位は、Jm^2kg^{-1} だよ。荷電粒子だけに適用できるのだよ。

6）線エネルギー付与（LET）

線エネルギー付与（LET）とはなぁ～に？

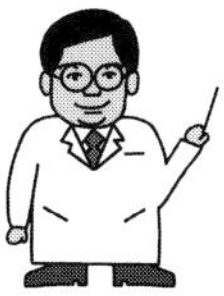

線エネルギー付与は、限定線衝突（電子）阻止能に一致するよ。
線エネルギー付与 L_Δ は dE_Δ を dl で除した値だよ。

$$L_\Delta=\frac{dE_\Delta}{dl}$$

ここで、dE_Δ は荷電粒子が距離 dl を通過したとき、電子衝突によるエネルギー損失でΔを超えた運動エネルギーの合計を引いた平均エネルギー損失のことだよ。単位は、Jm^{-1} だよ。

7）放射線化学収率

放射線化学収率とはなぁ～に？

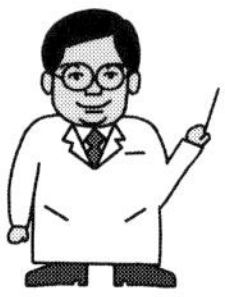

放射線化学収率 G(x) は n(x) を ε で除した値だよ。

$$G(x) = \frac{n(x)}{\varepsilon}$$

ここで、x は実質、ε は物質に付与されたエネルギー、n(x) は生成、分解、変化した実質の特定物質要素の平均量のことだよ。
単位は、$molJ^{-1}$ だよ。

8）気体中で 1 イオン対を作るのに必要な平均エネルギー

気体中で 1 イオン対を作るのに必要な平均エネルギーとは何なの？

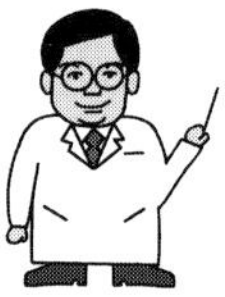

気体中で 1 イオン対を作るのに必要な平均エネルギー $\bar{W}$ は、E を N で除した値だよ。

$$\bar{W} = \frac{E}{N}$$

ここで、N は、気体中に導入された初期運動エネルギー E の荷電粒子を完全に止められるときに、電荷で割った一符号の全放出電荷数の平均値だよ。単位は、J だよ。一般的には eV がよく使用されるよ。
この量は W 値と呼ばれるよ。
電子に対する空気の W 値は、33.97 eV だよ。
陽子に対する空気の W 値は、35.18 eV だよ。
α 粒子に対する空気の W 値は、35.08 eV だよ。

【問題 2】 物理量と放射線の組み合わせで正しいのはどれか。2 つ選べ。

1. W 値 ―――― 炭素線
2. カーマ ―――― 電子線
3. 阻止能 ―――― X 線
4. 照射線量 ―――― 中性子線
5. 質量エネルギー吸収係数 ―――― γ 線

【解説 2】

1. W 値	―――	炭素線	○	
2. カーマ	―――	電子線	×	光子線
3. 阻止能	―――	X 線	×	荷電粒子
4. 照射線量	―――	中性子線	×	光子線
5. 質量エネルギー吸収係数	―――	γ 線	○	

c. 線量

1）カーマ

カーマとはなぁ～に？

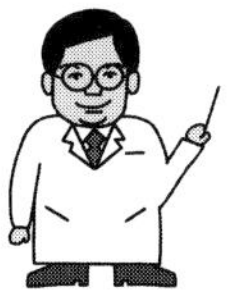

カーマ K とは dE_{tr} を dm で除した値だよ。

$$K = \frac{dE_{tr}}{dm}$$

ここで、dE_{tr} は、気体中の質量 dm 中で非荷電粒子によって発生したすべての荷電粒子の初期運動エネルギーの平均値だよ。単位は、Jkg^{-1} だよ。特別な名称は Gy（グレイ）だよ（$1\ Gy = Jkg^{-1}$）。

また、カーマは次式で表されるよ。

$$K = K_{col} + K_{rad}$$

ここで、K_{col} は衝突カーマ、K_{rad} は放射カーマだよ。

さらに、特定物資のカーマは次式で表されるよ。

$$K = \Phi E \frac{\mu_{tr}}{\rho} = \Psi \frac{\mu_{tr}}{\rho}$$

ここで、Φ はエネルギーが E の荷電粒子のフルエンス、μ_{tr}/ρ は物質の質量エネルギー転移係数だよ。

2）カーマ率

カーマ率 $\dot{K}$ とはなぁ～に？

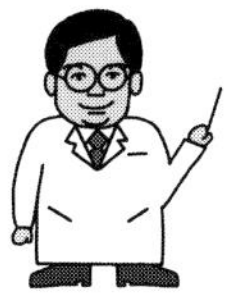

カーマ率 $\dot{K}$ は dK を dt で除した値だよ。

$$\dot{K} = \frac{dK}{dt}$$

ここで、dK は時間間隔 dt のカーマの増加分だよ。単位は、$Jkg^{-1}S^{-1}$ だよ。

3）照射線量

照射線量とは何なの？

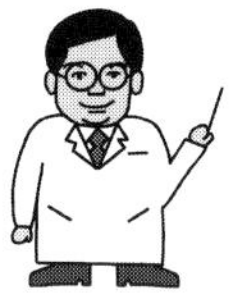

照射線量 X は dQ を dm で除した値だよ。

$$X = \frac{dQ}{dm}$$

ここで、dQ は質量 dm を有する乾燥空気中に光子によって発生したすべての電子と陽電子が乾燥空気中で完全に止められた場合に発生した一方の符号（＋か－）のイオンの平均全電荷の絶対値のことだよ。

4）照射線量率

照射線量率とはなぁ～に？

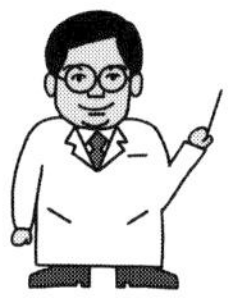

照射線量 $\dot{X}$ は dX を dt で除した値だよ。

$$\dot{X} = \frac{dX}{dt}$$

ここで、dX は時間間隔 dt における照射線量の増加分のことだよ。単位は、$Ckg^{-1}S^{-1}$ だよ。

5）シーマ

シーマとはなぁ～に？

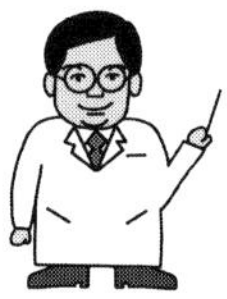

シーマ C は dE_{el} を dm で除した値だよ。

$$C = \frac{dE_{el}}{dm}$$

ここで、dE_{el} は質量 dm の物質中 dx の電子衝突で荷電粒子によって失われた平均エネルギーのことだよ。単位は、Jkg^{-1}（Gy）だよ。

6）シーマ率

シーマ率とはなぁ～に？

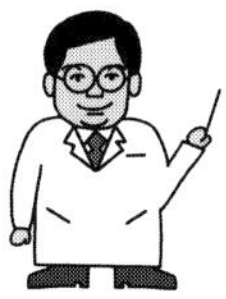

シーマ率 $\dot{C}$ と dc を dt で除した値だよ。

$$\dot{C} = \frac{dC}{dt}$$

ここで、dC は時間間隔 dt におけるシーマの増加分のことだよ。単位は、$Jkg^{-1}S^{-1}$ だよ。

7）エネルギー付与

エネルギー付与とはなぁ〜に？

エネルギー付与 ε_i は、ある１回の相互作用 i によって付与されるエネルギーのことだよ。

$$\varepsilon_i = \varepsilon_{in} - \varepsilon_{out} + Q$$

ここで、ε_{in} は入射粒子のエネルギー（静止エネルギーを除く）、ε_{out} は相互作用の結果、放出されたすべての電離粒子のエネルギーの合計（静止エネルギーを除く）、Q は相互作用に関係する原子核とすべての粒子の静止エネルギーにおける変化（$Q > 0$：静止エネルギーの減少、$Q < 0$：静止エネルギーの増加）だよ。
単位は、J だよ。eV で表してもよいのだよ。

8）付与エネルギー

付与エネルギーとはなぁ〜に？

付与エネルギー ε はその体積中のすべてのエネルギー付与の合計だよ。

$$\varepsilon = \Sigma_i \varepsilon_i$$

ここで、ε_i はすべてのエネルギー付与である。単位は、J だよ。

9）線状エネルギー

線状エネルギーとはなぁ〜に？

線状エネルギー y は、ε_s を $\bar{l}$ で除した値だよ。

$$y = \frac{\varepsilon_s}{\bar{l}}$$

ここで、ε_s は１回事象で与えられた体積中の物質の付与エネルギー、$\bar{l}$ は体積中の平均弦長だよ。単位は、Jm^{-1} だよ。

10）比（付与）エネルギー

比（付与）エネルギーとはなぁ〜に？

比（付与）エネルギー z は、ε を m で除した値だよ。

$$z = \frac{\varepsilon}{m}$$

ここで、ε は質量 m の物質への付与エネルギーだよ。
単位は、Jkg^{-1}（Gy）だよ。

11）吸収線量

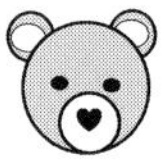

吸収線量とは何なの？

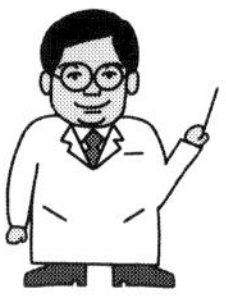

吸収線量 D は $d\bar{\varepsilon}$ を dm で除した値だよ。

$$D = \frac{d\bar{\varepsilon}}{dm}$$

ここで、$d\bar{\varepsilon}$ は質量 dm の物質への平均付与エネルギーのことだよ。単位は、Jkg^{-1}（Gy）だよ。1 Gy = 1 Jkg^{-1} だよ。

12）吸収線量率

吸収線量率とはなぁ～に？

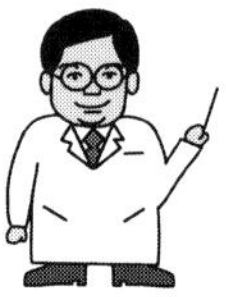

吸収線量率 $\dot{D}$は、dD を dt で除した値だよ。

$$\dot{D} = \frac{dD}{dt}$$

ここで、dD は時間 dt における吸収線量の増加分だよ。単位は、$Jkg^{-1}S^{-1}$（Gy/ 秒）だよ。

【問題 3】　照射線量 X を表す式はどれか。ただし、ψは光子のエネルギーフルエンス、μ_{tr}/ρは空気に対する吸収エネルギー転移係数、μ_{en}/ρは空気に対する質量エネルギー吸収係数、μ/ρは空気に対する質量減弱係数、W は空気中で 1 イオン対を作るのに必要なエネルギー、e は素電荷とする。

1. $X = \psi\frac{\mu}{\rho}\frac{e}{W}$
2. $X = \psi\frac{\mu_{tr}}{\rho}\frac{W}{e}$
3. $X = \psi\frac{\mu_{tr}}{\rho}\frac{e}{W}$
4. $X = \psi\frac{\mu_{en}}{\rho}\frac{W}{e}$
5. $X = \psi\frac{\mu_{en}}{\rho}\frac{e}{w}$

【解説 3】

1. $X=\psi\frac{\mu}{\rho}\frac{e}{W}$ → ×
2. $X=\psi\frac{\mu_{tr}}{\rho}\frac{W}{e}$ → ×
3. $X=\psi\frac{\mu_{tr}}{\rho}\frac{e}{W}$ → ×
4. $X=\psi\frac{\mu_{en}}{\rho}\frac{W}{e}$ → ×
5. $X=\psi\frac{\mu_{en}}{\rho}\frac{e}{w}$ → ○

【問題 4】 照射線量 D を表す式はどれか。ただし、m は物質の質量、q は質量 m の空気の電離電荷、W_{air} は空気中に 1 イオン対を生成するための平均エネルギー、e は素電荷、$(S_{col}/\rho)_{w,air}$ は水の質量衝突阻止能比とする。

1. $D=\frac{Q}{m}\frac{W_{air}}{e(S_{coll}/\rho)_{w,air}}$
2. $D=\frac{Q}{m}\frac{W_{air}}{e}(S_{col}/\rho)_{w,air}$
3. $D=\frac{m}{Q}\frac{e}{W_{air}}(S_{col}/\rho)_{w,air}$
4. $D=\frac{m}{Q}\frac{W_{air}}{e}(S_{col}/\rho)_{w,air}$
5. $D=\frac{m}{q}\frac{e}{W_{air}(S_{col}/\rho)_{w,air}}$

【解説 4】

1. $D=\frac{Q}{m}\frac{W_{air}}{e(S_{coll}/\rho)_{w,air}}$ → ×
2. $D=\frac{Q}{m}\frac{W_{air}}{e}(S_{col}/\rho)_{w,air}$ → ○
3. $D=\frac{m}{Q}\frac{e}{W_{air}}(S_{col}/\rho)_{w,air}$ → ×
4. $D=\frac{m}{Q}\frac{W_{air}}{e}(S_{col}/\rho)_{w,air}$ → ×
5. $D=\frac{m}{q}\frac{e}{W_{air}(S_{col}/\rho)_{w,air}}$ → ×

d．放射能

1）崩壊定数

崩壊定数とはなぁ～に？

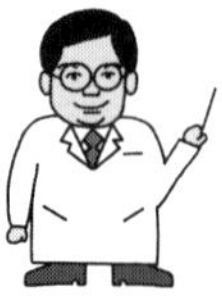

崩壊定数 λ は、dP を dt で除した値だよ。

$$\lambda = \frac{dP}{dt}$$

ここで、dP は自然に核変換する確率、dt は時間間隔である。単位は、S^{-1} だよ。

2）半減期

半減期とはなぁ～に？

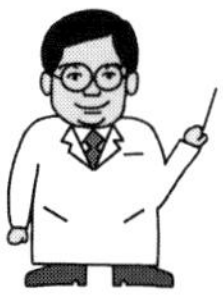

ある特定のエネルギー状態における放射性核種が、最初の数の半分に減少する平均時間のことだよ。

3）放射能

放射能とはなぁ～に？

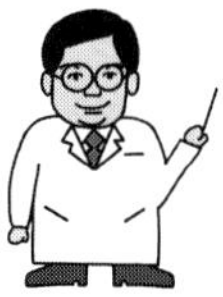

放射能 A とは、ある時点の特別なエネルギー状態にある放射性核種の量であり、dη を dt で除した値だよ。

$$A = \frac{d\eta}{dt}$$

ここで、dη は時間間隔 dt 内にある特別エネルギー状態からの自然核変換の平均数のことだよ。単位は、S^{-1} だよ。特別な名称はベクレル（Bq）だよ（1 Bq ＝ 1 S^{-1}）。

4）空気カーマ率定数

空気カーマ率定数とはなぁ～に？

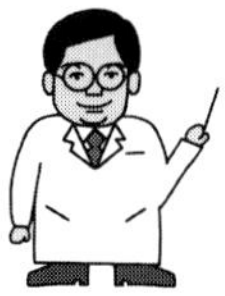

空気カーマ率定数 Γ_{σ} とは、$l^2\dot{k}_{\delta}$ を A で除した値だよ。

$$\Gamma_{\sigma} = \frac{l^2\dot{k}_{\delta}}{A}$$

ここで、$\dot{k}_{\delta}$ は放射能 A を有する核種の点線源から距離 l だけ離れた場所における δ より大きなエネルギー光子について求めた空気カーマ率だよ。単位は、m^2Jkg^{-1} だよ。

【問題 5】 物理量と放射線の組み合わせで誤っているのはどれか。

1. カーマ ——— Jkg^{-1}
2. 阻止能 ——— Jm^{-1}
3. 放射能 ——— S^{-1}
4. 吸収線量率 ——— GyS^{-1}
5. 質量減弱係数 ——— Jm^2kg^{-1}

【解説 5】

1. カーマ ——— Jkg^{-1} → ○
2. 阻止能 ——— Jm^{-1} → ○
3. 放射能 ——— S^{-1} → ○
4. 吸収線量率 ——— GyS^{-1} → ○
5. 質量減弱係数 ——— Jm^2kg^{-1} → × m^2kg^{-1}

e. 防護

1）防護量

防護量とはなぁ〜に？

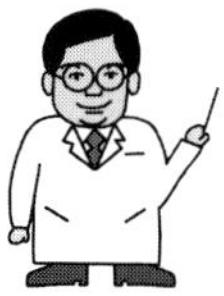

防護量は人体の臓器や組織の線量から計算される量だよ。この量は、吸収線量などと異なり、測定器で直接測定することはできないよ。防護量には等価線量や実効線量があるよ。

等価線量とはなぁ〜に？

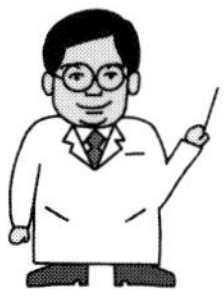

組織 T の等価線量 H_T は次のように定義されるよ。

$$H_T = \Sigma_R W_R \cdot D_{T,R}$$

ここで、$D_{T,R}$ は組織 T における放射線 R による吸収線量（臓器、組織全体での平均値）、W_R は放射線加重係数だよ。単位は、Jkg^{-1} だよ。特別な名称はシーベルト（Sv）だよ。

$$1\ Sv = 1\ Jkg^{-1}$$

放射線の種類	放射線加重係数 W_R
光子（すべてのエネルギー）	1
電子および μ 粒子（すべてのエネルギー）	1
陽子、荷電 π 中間子	2
α 粒子、核分裂片、重核イオン	20
中性子	2.5 〜 21

実効線量とはなぁ～に？

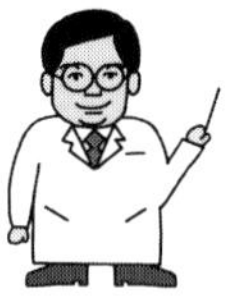

実効線量 E は次のように定義されるよ。

$$E = \Sigma_T W_T \cdot H_T$$

ここで、H_T は組織 T における等価線量（臓器、組織全体での平均値）、W_T は組織加重係数だよ。単位は、Sv だよ。

組織	組織加重係数　W_T	ΣW_T
赤色脊髄、結腸、肺、胃、乳房、残りの組織	0.12	0.72
生殖腺	0.08	0.08
膀胱、食道、肝臓、甲状腺	0.04	0.16
骨面、脳、唾液腺、皮膚	0.01	0.04
	合計	1.00

2）実用量

実用量とはなぁ～に？

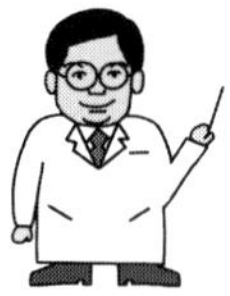

実用量として、周辺線量当量、個人線量当量が定義されているよ。

3）周辺線量当量

周辺線量当量とはなぁ～に？

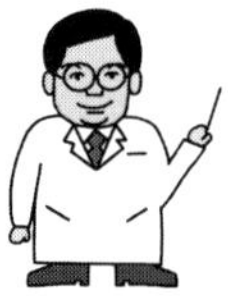

周辺線量当量 H*(d) は、ICRU 球の半径上の深さ d において作られる線量当量だよ。単位は Jkg^{-1} だよ。特別な名称は Sv だよ。

4）方向性線量当量

方向性線量当量とはなぁ～に？

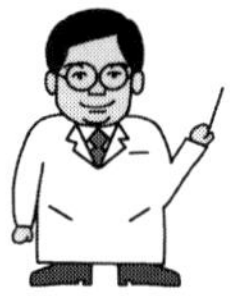

方向性線量当量 H'(d) は、ICRU 球の特定された方向Ωの半径上の深さ d において作られる線量当量だよ。単位は Jkg^{-1} だよ。特別な名称は Sv だよ。

5）個人線量当量

個人線量当量とはなぁ〜に？

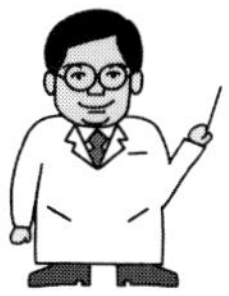

方向性線量当量 H_p (d) は、人体上の特定された深さ d における軟組織中の線量当量だよ。単位は Jkg^{-1} だよ。特別な名称は Sv だよ。

【問題 6】 放射線防護に用いられる線量定義で誤っているのはどれか。

1. 吸収線量は物質単位質量あたりに付与されるエネルギー量である。
2. 等価線量は吸収線量に放射線加重係数を乗じた値である。
3. 実効線量は等価専用に組織加重係数を乗じた値の加算である。
4. 預託実効線量は体内被曝の線量評価に用いられる。
5. 集団実効線量は集団の一人あたりの平均線量である。

【解説 6】

1. 吸収線量は物質単位質量あたりに付与されるエネルギー量である。 → ○
2. 等価線量は吸収線量に放射線加重係数を乗じた値である。 → ○
3. 実効線量は等価専用に組織加重係数を乗じた値の加算である。 → ○
4. 預託実効線量は体内被曝の線量評価に用いられる。 → ○
5. 集団実効線量は集団の一人あたりの平均線量である。 → ×

   被曝したグループまたは集団について、グループ全体としての被曝に伴う放射線の影響を表す。

2. 放射線計測の理論

A. 放射線検出の基本原理

放射線検出の原理を教えてよ！

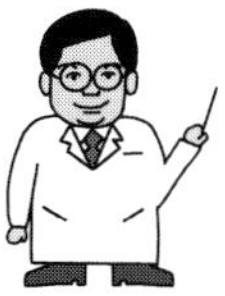

放射線検出器を大別すると、次のようだよ。

検出器	原理	種類
電気的な検出器	気体の電離	電離箱、比例計数管、GM 計数管、スパーク計数管
	固体の電離	半導体検出器、CdS 結晶計数体
光利用の検出器	発光	シンチレーション検出器、蛍光ガラス線量計、熱ルミネッセンス
	チェレンコフ放射	チェレンコフ検出器 TSEE（熱刺激エキゾ電子放射線量計）OSEE
	エキゾ電子放射	(光刺激エキゾ電子放射線量計)
飛跡による検出器	電離作用	霧箱、泡箱、放電箱
	化学作用	原子核乾板、固体飛跡検出器
化学的な検出器	感光作用	写真乳剤
	着色作用	プラスチック、ガラス
	化学作用	フリッケ線量計、セリウム線量計、クロロホルムメチレンブルー
その他の検出器	核反応作用	しきい検出器、ラジエータ＋検出器
	発熱利用	熱量計

B. 吸収線量測定の原理

a. ブラッグ・グレイの空洞理論

ブラッグ・グレイの空洞理論とはなぁ～に？

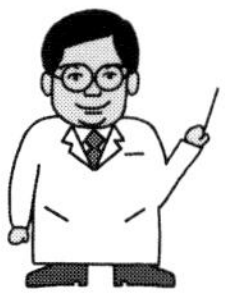

空洞電離箱線量計を用いて吸収線量を求める方法だよ。

どういう方法なの？

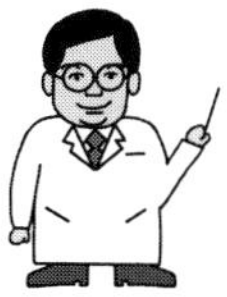

この問題はよく試験に出ているよ。完全に計算式を覚えてね。
気体の電離による吸収線量の測定は、ブラッグ - グレイ（Bragg-Gray）の空洞理論によって行われているよ。

ここで、電子線場によって一様に照射されている電子線場の線量測定モデルを考えてみよう。また、媒質中のある点に微小空洞を考えるね。この空洞の大きさは物質中に空洞を挿入したことによってその位置で二次電子数や分布状態が変化を受けないように微小であると仮定するよ。そうすれば、空洞を通過するすべての二次電子は周囲の物質により生成されたものだよ。空洞気体中の１イオン対を作るのに要する平均エネルギーを W、空洞気体中で生じたイオン対の数を J_g とすると、ファントム中の任意の点 p における吸収線量 D_m は、電離箱壁物質（w）に対するファントム物質（m）の衝突質量阻止能比を $(S/\rho)_{m,w}$ とすれば、次式で示されるのだよ。

$$D_m = D_w \left(\frac{S}{\rho}\right)_{m,g} = J_g \frac{W}{e}\left(\frac{S}{\rho}\right)_{w,g}\left(\frac{S}{\rho}\right)_{m,w} = J_g \frac{W}{e}\left(\frac{S}{\rho}\right)_{m,g}$$

b. 二次電子平衡

二次電子平衡とは何なの？

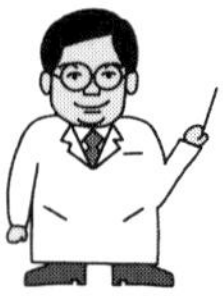

光子によって一様に照射されている大きな体積 V1 を考えてみるよ。V2 は小さな体積とすると、V2 の小さな体積中で多数の電子が発生し、これらの電子がイオンを生成しながら V2 や V1 を通過するよ。V1 は十分に大きく、V2 で発生した電子は完全に V1 の中で停止する。光子は V1 と V2 で同じ相互作用を行い、放出される電子数、エネルギー、および方向は同じだよ。これらの電子は飛跡に沿ってイオンを生じるよ。
したがって、V2 に入射する電子と射出される電子では、数、エネルギー、方向は同じとなり、二次電子平衡の状態になるのだよ。実際では、光子はどのような物質を通過する場合でも、ある程度減衰していく。その結果、完全な二次電子平衡は成立していないことになるよ。
いわゆる光子の場合、二次電子平衡とは一次放射線が物質内のある点で発生した二次電子の初期運動エネルギーとその点に付与された二次電子の初期運動エネルギーとが等しい場合をいうよ。二次電子平衡には、前方二次電子平衡と側方二次電子平衡の両方を考える必要があるよ。

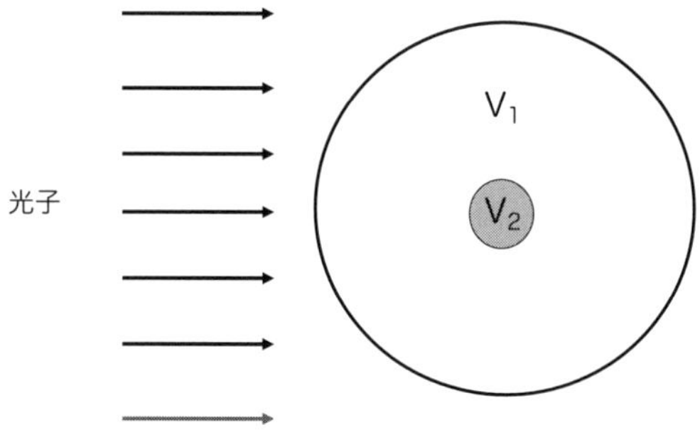

前方二次電子平衡とはなぁ〜に？

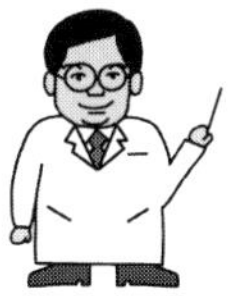

光子線が減弱しない場合、電子の飛跡はすべて飛程Rの距離に等しいとするよ。また、飛程R中での光子の減弱はなく、同数の100個の電子飛跡がAからIのそれぞれの正方形の中で動くと仮定するよ。そうすれば、正方形DにはA、B、C、Dのそれぞれから飛び出た100個の電子飛跡から成り立っているよ。すなわち、正方形Dは400個の電子飛跡が通過していることになるよ。
ここで、正方形Dの電離をみれば、それはAが起点となる飛跡によって生じるAからDまでに生じた全電になるよ。
したがって、吸収線量はそれぞれの正方形で発生する電離に比例することになるのだよ。この電離は、深さRで最大値に達する。表面から深さRまでがビルドアップ領域だよ。それ以降の深さ領域は、同じ数の二次電子が静止する二次電子平衡状態になっているよ。カーマは一定だよ。制動X線による損失がないと仮定すれば、ビルドアップ領域以降での吸収線量はカーマに等しいことになるよ。
光子線が減弱する場合は、カーマは連続的に減少するが、吸収線量はビルドアップ領域で増加し、二次電子平衡になってから減少していくよ。ビルドアップ領域以降では、吸収線量とカーマの両方は指数関数的に減少していくよ。しかしながら、制動X線による損失を無視すれば、吸収線量はカーマよりも常に上側にあるのだよ。吸収線量曲線では二次電子平衡に達する最大線量になる点が生じるが、物質のどの場所において二次電子数が減少するので、真の二次電子平衡は成立していないのだよ。

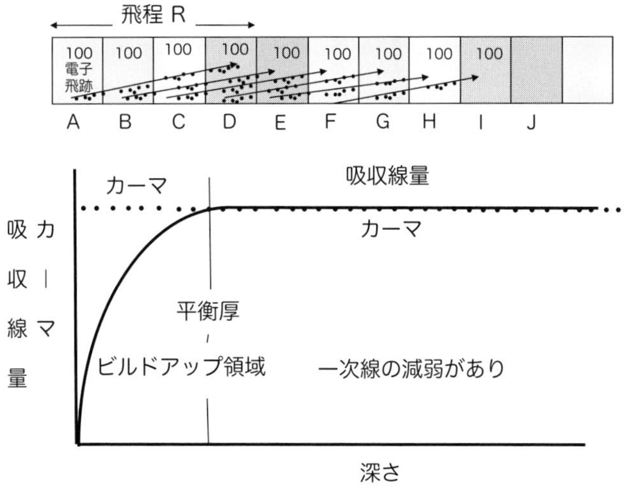

側方二次電子平衡とはなぁ〜に？

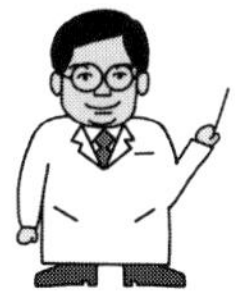

光子を物質に照射した場合、光子は物質と相互作用を行い、その結果、二次電子を発生させるよ。光子の場合、点Aは十分にビーム内にあり、あらゆる方向から来る同数の電子飛跡を受けることになるのだよ。点Bもまだビーム内にあるが、左側の方向からは点

A と同じ電子飛跡に晒されるが、右側の方向からは数個の電子飛跡を受けるよ。点 C は完全に光子ビーム外にあるが、それでもいくつかの電子飛跡を受けるよ。これは、半影を増加させる原因になるよ。点 A は、照射野に十分に含まれ二次電子平衡に達しているが、点 B および点 C は照射野の辺縁に位置しており、十分な二次電子平衡の状態にないよ。

したがって、線量測定では、電離箱線量計は十分な照射野の中に包含される必要があるのだよ。これから、定位放射線治療などの小照射野を用いる照射では、極小電離箱、ダイアモンド検出器などによって測定しなければ、照射線量を正当に評価できないことになるよ。

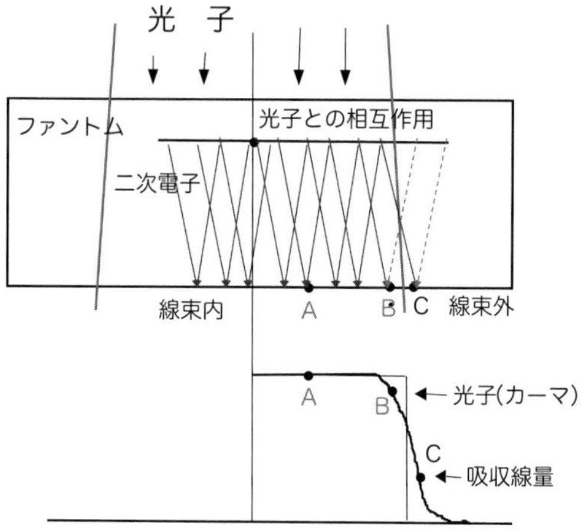

C. 測定値の処理

a. 誤差の原因と種類

線量測定で測定誤差の原因と種類とはなぁ～に？

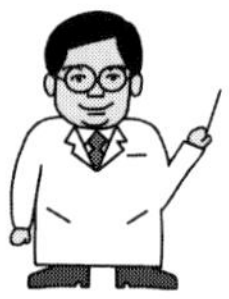

誤差の原因と種類には、統計的な変動、系統誤差、偶然誤差、不確定度などがあるよ。

b. 統計処理と測定精度

放射線計数における統計的変動で確率的分布とはなぁ～に？

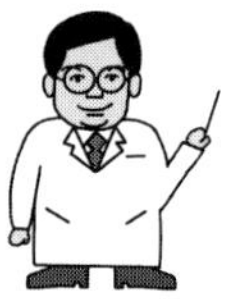

放射線計数では、測定値は真値を求める必要があるが、真値を求めることは非常に難しいのだよ。通常、真値は近似値が用いられているよ。

放射線計数の検出効率（計数効率）とはなぁ～に？

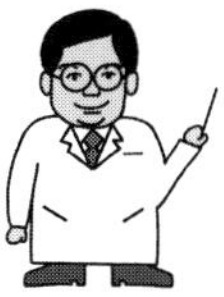

検出効率（計数効率）k は、平均値 $\bar{x}$ を真値 m で除した値だよ。

$$\mathrm{k} = \bar{x}/m$$

ここで、m は放射線計数の真値だよ。

標準偏差とは何なの？

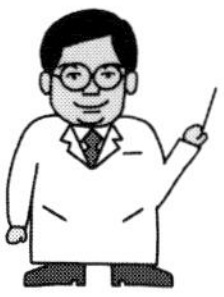

標準偏差 σ は、パラメータ σ で表されるよ。標準偏差は多数の観測値から求められた真の平均値から偏差の自乗平均の平方根として定義されるよ。

$$\sigma = \sqrt{(m-x)^2} = \sqrt{\frac{1}{n}\sum_{1=1}^{n}(m-x_i)^2}$$

ここで、σ^2 は分散と呼ばれているよ。実際には、m は未定なので次式の近似式が使用されるよ。

$$\sigma^2 \approx \frac{1}{n-1}\sum_{i=1}^{n}(\bar{x}-x_i)^2$$

P(x) は時間 t の間 x 個の原子核が崩壊する確率である。

$$P(x) = \frac{m^x e^{-m}}{x!} = \frac{(\bar{x})e^{-\bar{x}}}{x!}$$

ここで、m は真値、$\bar{x}$ は平均値である。

ガウス分布とはなぁ～に？

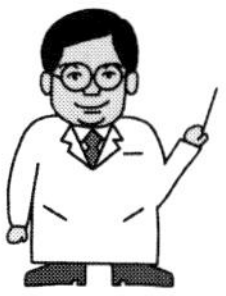

ガウス分布（正規分布）は $\bar{x}$ の値が大きくなる（$\bar{x} > 20$）と近似できるよ。

$$P(x) = \frac{1}{\sqrt{2\pi\bar{x}}} e^{\left(-\frac{(x-\bar{x})}{2\bar{x}}\right)}$$

ポアソン分布の分散とは何なの？

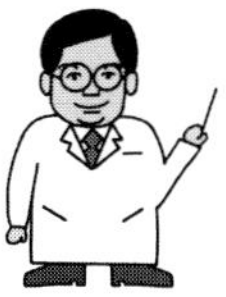

ポアソン分布の分散 σ^2 は次式で表されるよ。

$$\sigma^2 = \sum_{x=0}^{n}(x-\bar{x})^2 \cdot P(x) = \sum_{x=0}^{n}(x-\bar{x})^2 \cdot \frac{\bar{x}^x e^{-\bar{x}}}{x!} = \bar{x}$$

このように分散 σ^2 は平均値 $\bar{x}$ に等しく、その分布の標準偏差 σ は $\sqrt{x}$ になるよ。
同じ計測を多数回繰り返していくと、分布は正規分布に従うよ。
その場合、全計測の平均値の $\pm\sigma$ の範囲に 68.3%、$\pm 2\sigma$ の範囲に 95%、$\pm 3\sigma$ の範囲に 99.7%が入るよ。なお、$\pm 0.674\sigma$ の範囲に 50%が入るよ。

計測結果の表示法はどのように表しているの？

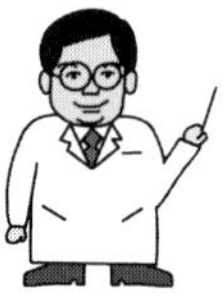

計測結果の表示法は、計数時間 t の計数値 N のとき、一般の計測結果の表示法としての $n \pm \sigma_n$ は次式で表されるよ。

$$n \pm \sigma_n = \frac{N \pm \sqrt{N}}{t} = \frac{N}{t} \pm \frac{\sqrt{N}}{t}$$

ここで、n は 1 回の計数値、σ_n は標準偏差だよ。

正味計数率はどうして求めるの？

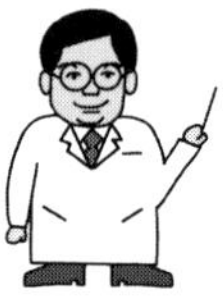

正味計数率 $n_s \pm \sigma^2$ は、試料の計数率 n_t からバッククランドの計数率 n_b、測定時間 t_b が考慮されるよ。

$$n \pm \sigma_s = (n_t - n_b) \pm \sqrt{\sigma_t^2 + \sigma_b^2} = \left(\frac{N}{t} - \frac{N_b}{t_b}\right) \pm \sqrt{\frac{N}{t^2} + \frac{N_b}{t_b^2}}$$

試料の計数率 σ_s の標準偏差は次式で表されるよ。

$$\sigma_s = \sqrt{\frac{n_t}{t} - \frac{n_b}{t_b}}$$

ここで、σ_s を最小にするためには試料計数時間 t とバックグランドの計数時間 t_b は以下の関係が求められるよ。

$$\frac{t}{t_b} = \sqrt{\frac{n_t}{n_b}}$$

読み値とはなぁ～に？

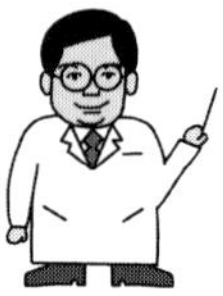

読み値は、線量計が表示している値のことだよ。指示値ともいうよ。

真値とは何なの？

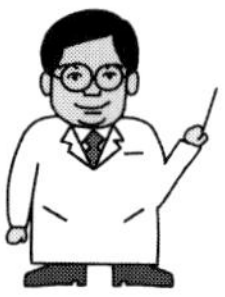

真値は、測定器によって測定されるべき物理量の値のことだよ。

測定値とは何なの？

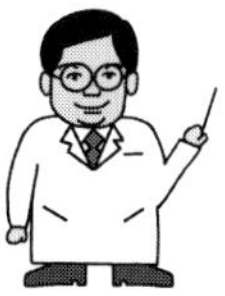

測定値は、線量計の指示値に様々な必要な補正を行った値だよ。

誤差とはなぁ〜に？

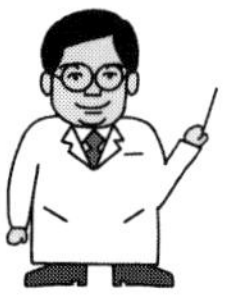

ある量の測定値と真値との差のことだよ。

偶然誤差とはなぁ〜に？

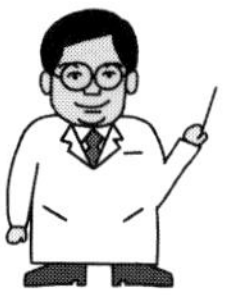

誤差のうち、大きさ、符号がランダムに変化するものをいうよ。この誤差は理想的な状況でも偶然起きるのだよ。

系統誤差とはなぁ〜に？

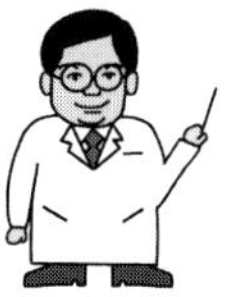

誤差のうち、一定化、ランダムでない変化をするものをいうよ。この誤差は系統的に起きるよ。

全不確定度とはなぁ〜に？

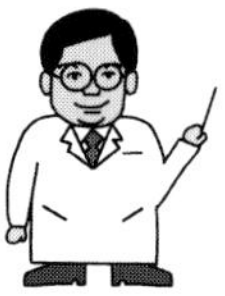

系統不確定度とランダム不確定度の組み合わせで得られる不確定度のことだよ。
全不確定度は次式で表されるよ。

$$u=\sqrt{(tv)^2 + a\sum_i (\Delta X_i)^2}$$

ここで、t は 95%の信頼水準の値、v はパーセントで表された j 番目の系統誤差の推定限界、u はパーセントで表された全不確定度、a は重み係数だよ。

系統不確定度とはなぁ～に？

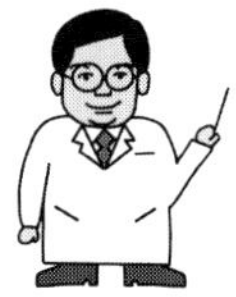

不確定度は不確かさともいわれるよ。系統不確かさは、測定の歪みを示し、物理的影響を考慮して推定されているよ。

ランダム不確定度とはなぁ～に？

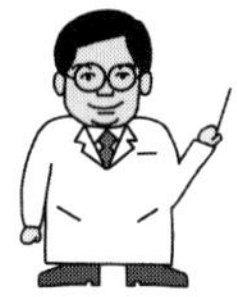

偶然誤差が存在すると見積もられるよ。測定値の変化に由来するよ。
期待値の最良の評価値は算術平均 $\bar{X}$ で表されるよ。

$$X = \frac{1}{n}\sum_{i=1}^{n} X_i$$

ここで、X_i はある一連の測定の観測値、n は観測値の数だよ。

【問題 7】放射性試料を検出器で 5 分間測定し、5,500 カウントが得られた。また、バックグランド計数値は 60 分間で 3,000 カウントであった。この試料の正味の計数率（cpm）はどれか。

1. 10
2. 100
3. 1,050
4. 1,100
5. 2,500

【解説 7】

1. 10　→ ×
2. 100　→ ×
3. 1,050　→ ○
4. 1,100　→ ×
5. 2,500　→ ×

正味の計数率： $\frac{5500}{5} - \frac{3000}{60} = 1050$（cpm）

1. 放射線計測の基礎
2. 放射線計測の理論
3. 放射線計測装置
4. 放射線計測技術
5. 練習問題

【問題 8】ある放射性資料で同一の測定時間の計数を N 回繰り返し、平計数値は $\bar{x}$ カウントであった。この平均計数値の標準偏差はどれか。

1. $\sqrt{\bar{x}}$
2. $\sqrt{\bar{x}N}$
3. $\frac{\bar{x}}{\sqrt{N}}$
4. $\frac{\sqrt{\bar{x}}}{N}$
5. $\sqrt{\frac{\bar{x}}{N}}$

【解説 8】

1. $\sqrt{\bar{x}}$ → ×
2. $\sqrt{\bar{x}N}$ → ×
3. $\frac{\bar{x}}{\sqrt{N}}$ → ○
4. $\frac{\sqrt{\bar{x}}}{N}$ → ×
5. $\sqrt{\frac{\bar{x}}{N}}$ → ×

3. 放射線計測装置

A. 放射線検出器の構造と特性

a. 電離現象を利用した検出器

1）気体イオン化（ガス入り）検出器

気体イオン化（ガス入り）検出器とはなぁ～に？

気体イオン化検出器は、放射線が気体中を通過する際に起こす電離作用を利用して動作させる検出器だよ。
放射線が気体中を通ると、直接または間接に気体を電離して正負両電荷を生じ、これに電界を加えると、生じた電荷はおのおの反対符号の電極に収集され、その電荷の大きさの割合から放射線の線量を求めることができるのだよ。
また、単位時間のパルス数から放射線の量を知り、パルスの高さからエネルギーを測定できる検出器もあるよ。

気体イオン化（ガス入り）検出器の特性はどうなの？

電離によって気体中に多数の電子と陽イオンの対が生じるのだよ。イオン対を収集するために正負の電極に電圧を印加するよ。そうすると、この電場により電子と陽イオンはそれぞれの正・負電極の方向に加速され、その移動によって電離電流 I が流れるのだよ。

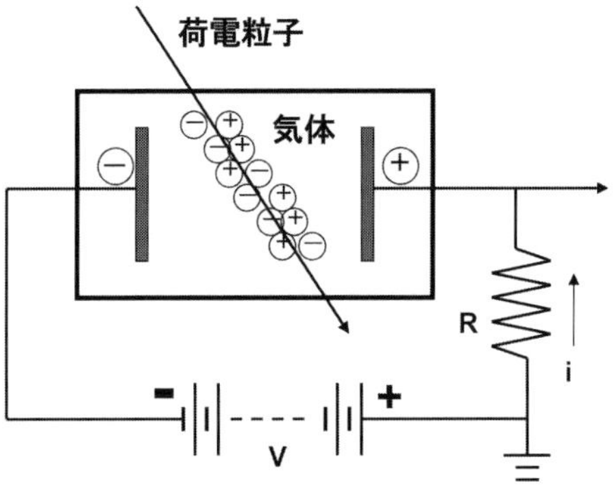

印加電圧と収集電荷の関係はどうなの？

印加電圧と収集電荷の関係は気体検出器から一定の距離に線源を置いて、検出器に印加する電圧を変化させて、メータで単位時間あたりの収集電荷を読み取ると、曲線は、再結合領域、電離箱領域、比例計数管領域、GM 計数管領域、連続放電領域の 5 つの領域に区分されるよ。この区分は、印加電圧で変化するのだよ。

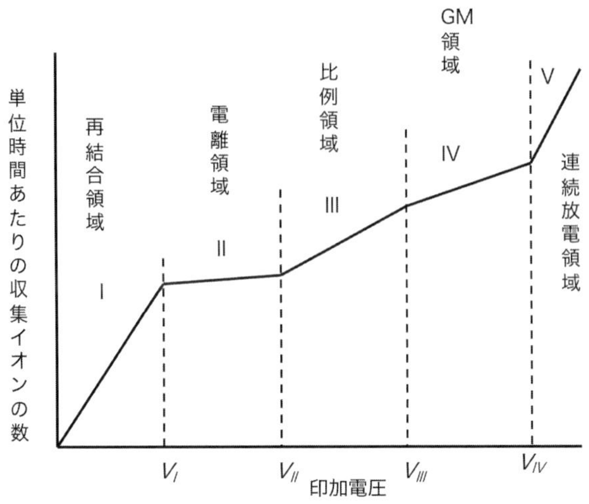

入射放射線が検出器の気体中に生じた電荷量を N_0 とし、電極に集められた電荷の量を N とすれば次の関係があるよ。

I	再結合領域	$N < N_0$
II	電離箱領域	$N = N_0$
III	比例計数領域	$N = M * N_0$
IV	GM 計数管領域	$N_0 \ll N$ ＝一定
V	連続放電領域	

再結合領域とはなぁ～に？

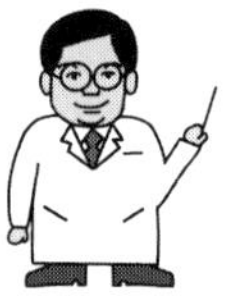

再結合領域は上図の領域 I の部分だよ。
印加電圧が低い場合、検出器中の電界は強くないので電子と陽イオンは低速で移動するが、電子と陽イオンの再結合率は大きくなるよ。
電圧 V を増すにつれて電界は強くなりキャリアの移動は速くなり、再結合は減少してゼロになるよ。

電離領域とはなぁ～に？

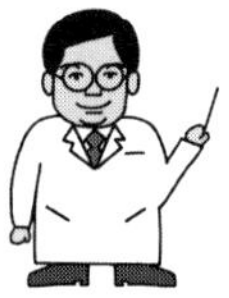

電離領域は上図の領域 II の部分だよ。
再結合率がゼロになり、また、新しい二次電離電荷はまだ作られないので、収集電荷は印加電圧の変化に無関係に一定だよ。

比例領域とはなぁ～に？

電離領域は左図の領域 III の部分だよ。
この領域では、電子は二次電離を起こし電荷増倍を行うので収集電荷は増え始めるよ。
検出器の体積の一部では電界が非常に強くなり、一次電離で作られた電子は衝突間に十分高いエネルギーを得てさらに電離を起こすよ。
ガス増幅率は全電離量／一次電離量で定義されるが、この値は印加電圧を決めれば一定の値になり、一次電離量に依存しないのだよ。
検出器の出力は一次電離量に比例し、出力のパルス波高は検出器内で費やされるエネルギーに比例するよ。粒子の識別とエネルギー測定は可能だよ。

ガイガーミュラー領域とはなぁ～に？

ガイガーミュラー（GM 計数管）領域は左図の領域 IV の部分だよ。
この領域は検出器内の電界が非常に強く、検出器内に作られた唯 1 個の電子イオン対でも電子イオンのなだれを開始するのに十分だよ。
このなだれは一次電離や粒子の種類に無関係で検出器の電子回路だけで決まる形状と波高を持つ大きな信号を作るよ。

連続放電領域とはなぁ～に？

連続放電領域は左図の領域 V の部分だよ。
電圧を GM 領域以上に増すと、唯 1 個の電離事象がガス中に連続放電を開始させるようになり、もはや検出器ではなくなるよ。
GM 領域以上の電圧を印加して動作させると故障するおそれがあるので注意が必要だよ。

α線、β線、γ線の収集電荷と印加電圧の関係はどうなの？

下図のようだよ。

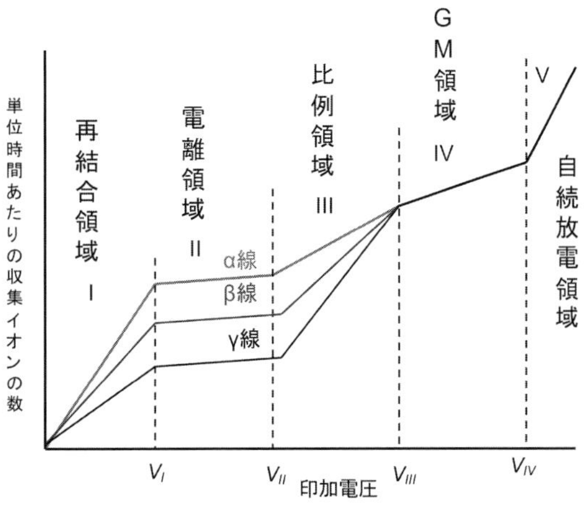

2）電離箱線量計

電離箱線量計とはなぁ～に？

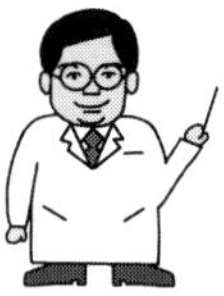

2つの電極に二次電離が起こらない程度の電圧（電離箱領域）を印加し、入射放射線の一次電離によって生じた電荷のみを集める検出器だよ。
電離箱として気体を用いる検出器のほか、固体（半導体）を用いる検出器もあるよ。

電離箱線量計の種類にはどんなものがあるの？

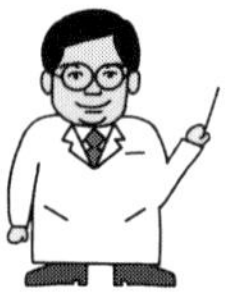

直流型電離箱とパルス型電離箱があるよ。前者はイオン対を電流として取り出し、後者は電荷の移動による極電圧の変動を取り出しているのだよ。

3）直流型電離箱線量計

電離箱線量計とはな～に？

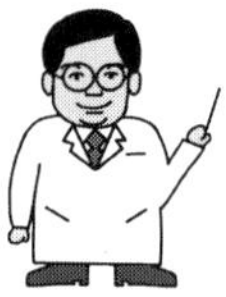

平均値型電離箱と積分型電離箱があるよ。平均値型電離箱は平均電荷を電離電荷として測定する電流式、積分型電離箱はある時間の積算値を求める電荷式だよ。
下図に電離箱線量計を示すよ。

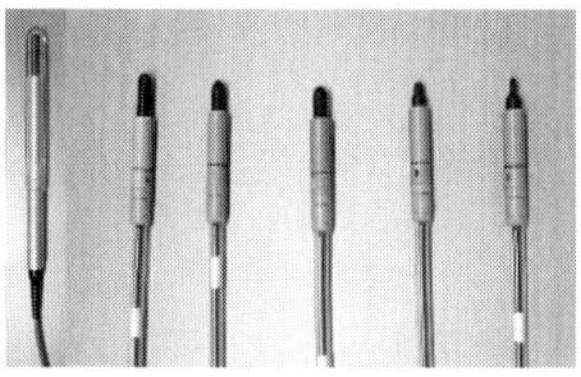

円筒形電離箱

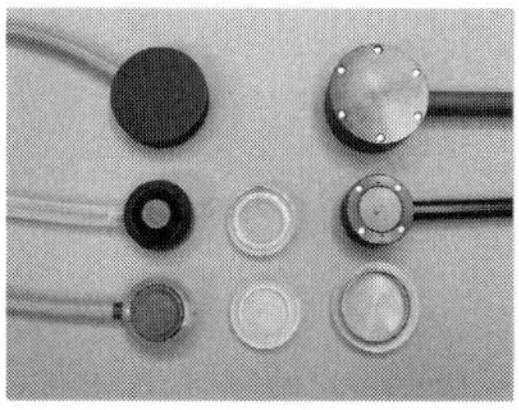

平行平板形電離箱

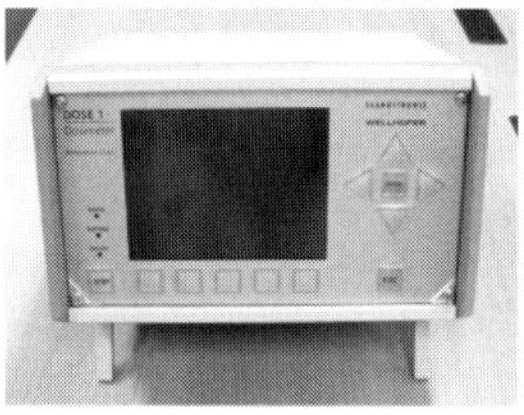

電位計

電離箱と電位計の役目はなぁ～に？

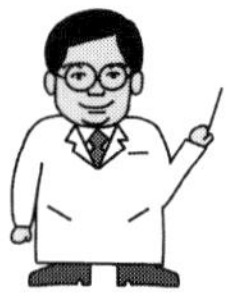

電離箱ではイオンの再結合が無視できるような電極電圧を印加し、飽和電流を測定する必要があるよ。電離電流は一般に 10^{-10} ～ 10^{-15}A と微小であるため高感度の検流計が使用されることもあるが、多くは既知の高抵抗に生じる電圧変化を電位計で測定する方法が用いられているよ。
電位計の種類には、静電型電位計、直流直接結合型方式で初段に FET（高速フーリエ変換）を使用した電位計、振動容量型電位計があるのだよ。
電離箱の構造を下記に示すよ。

円筒形電離箱

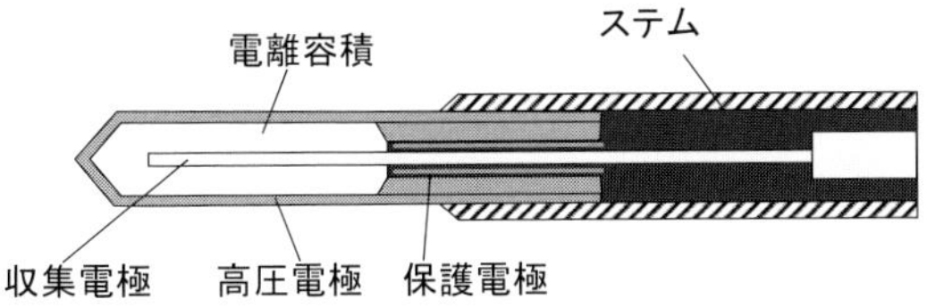

平行平板形電離箱

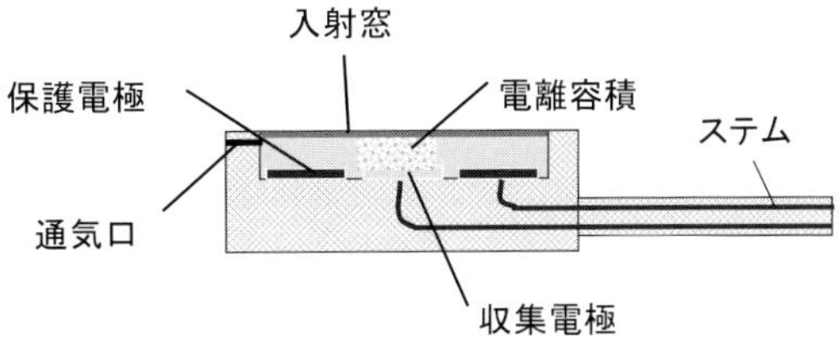

電離箱線量計の特徴はなぁ～に？

次のような特徴があるよ。
- 電離箱は大きいほど感度が良い。
- 印加電圧が高いほど一般再結合は少ない。
- 指頭形電離箱は深部線量の測定に使用される。
- 指示値はステムケーブルがX線照射されると変わるものもある（ステム効果）。
- 平行平板形電離箱は表面線量の測定に適している。
- 保護電極は漏れ電流を減らす役目をする。
- 漏洩電流、電離箱の温度と気圧、イオン収集効率の補正が必要である。
- 照射室の湿度の補正は無視される。

電離箱線量計の構造とその役目はなぁ～に？

電離箱線量計は、高圧電極、収集電極、保護電極、絶縁体で構成されているのだよ。

高圧電極：高電圧をかける電極である。

収集電極：電流および電圧変化を測る電極（アース電位）

保護電極：収集電極付近の電場の乱れを小さくし、電離箱の有効体積を正確に決めるはたらきをする。

絶縁体：電離箱の容積の小さいものでは同じ照射線量でも電離電流は小さいから、電極の絶縁抵抗を大きくして漏れ電流を少なくし、放射線によって電離電荷を正確に測定する必要がある。

電離電流は気体、線量率の違いによって変化するの？

気体、線量率の違いによって変化するよ。特徴は次の通りだよ。
- ヘリウムより空気の方が移動速度は小さい。
- 高線量率の方が電子やイオンが多いので再結合が起こりやすい。
- 再結合は荷電担体の気体中の移動速度にも関係する。
- 電離電流の立ち上がりがヘリウムより空気の方が遅い。
- 高線量率の方が低線量率の場合よりも立ち上がりが遅れる。

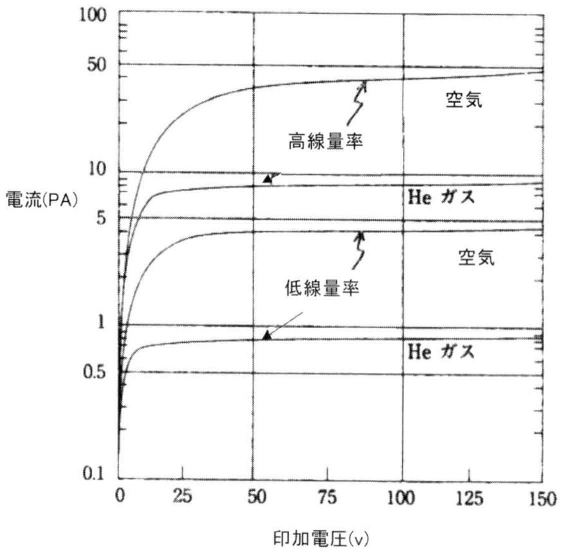

気体中の電子およびイオンの運動はどうなっているの？

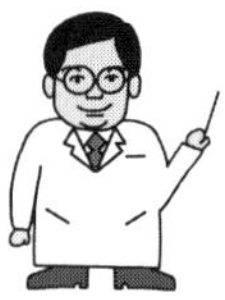

放射線検出器で問題になるのは、電場が存在する場合の電子・イオンの運動だよ。いわゆる、気体中に生成された運動だよ。

電場が存在すると、電子とイオンは、ある一定の速度で電場の方向に従って移動するよ。移動速度は電子とイオンとでは非常に異なっているよ。これは気体やイオンの種類、圧力および電界強度に依存し、電子の流動速度はイオンの場合の 1,000 倍以上だよ。

電離箱に生じるイオン対の個数はいくつなの？

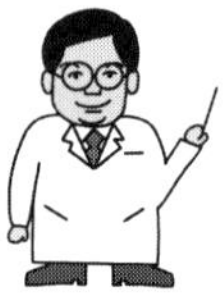

気体中を荷電粒子が通過すると、荷電粒子は気体の原子・分子と相互作用してエネルギーを失うのだよ。

このエネルギー損失が原子・分子の電離エネルギー以上であれば、それを電離してイオン対を生じるよ。生じたイオン対の数は荷電粒子が失ったエネルギーに比例するよ。

生成されたイオン対の数と損失エネルギーとの関係は次の通りだよ。

$$N = \frac{E}{W}$$

ここで、N はイオン対の数、E は粒子が失ったエネルギー、W は 1 イオン対を作るのに要する平均エネルギー（eV）だよ。

生成されたイオンによる全電荷量とは何なの？

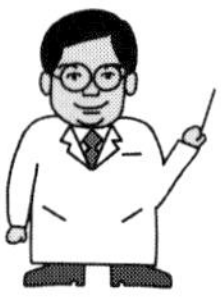

生成されたイオンによる全電荷 Q は、電荷素量を e とすれば次式で求まるよ。

$$Q = eN = eE/W$$

ここで、N はイオン対の数、E は粒子が失ったエネルギー、W は 1 イオン対を作るのに要する平均エネルギーだよ。

生成されたイオンによる電離電流とはなぁ～に？

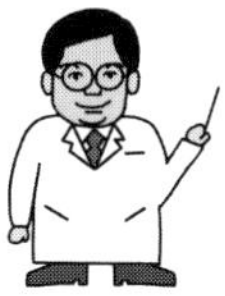

放射線が 1 個でなく、毎秒 n 個とすれば、毎秒生じる電荷は nQ であり、これが時間あたり電離箱に流れる電荷、すなわち電離電流になるのだよ。

$$I = nQ = neE/W$$

ここで、n は放射線の数、E は粒子が失ったエネルギー、e は電気素量、W は 1 イオン対を作るのに要する平均エネルギー、ne はエネルギーフルエンス率だよ。

ポケット線量計とはなぁ～に？

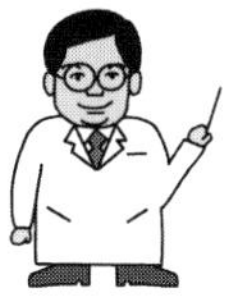

電離箱の一端に検電器を付属させ、充電器のみが別になっている形式のものをポケット線量計と呼んでいるよ。
ポケット電離箱はコンデンサ型電離箱の一種だよ。
被曝線量測定のため、電離体積を大きくして、かつ静電容量を小さくすることによって感度を高くしているのだよ。
コンデンサ型電離箱は、電離箱、検電器、充電器の 3 つに分類することができるよ。

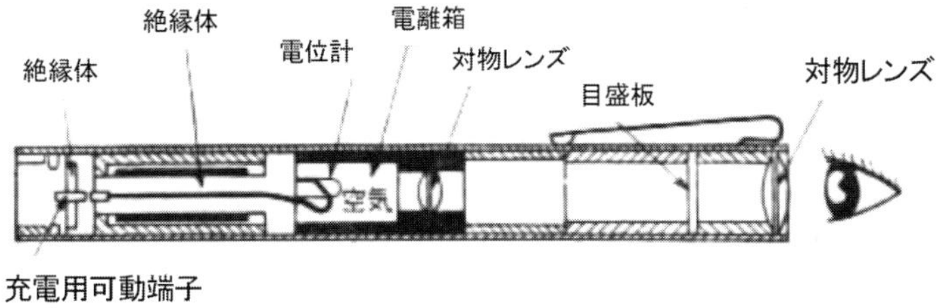

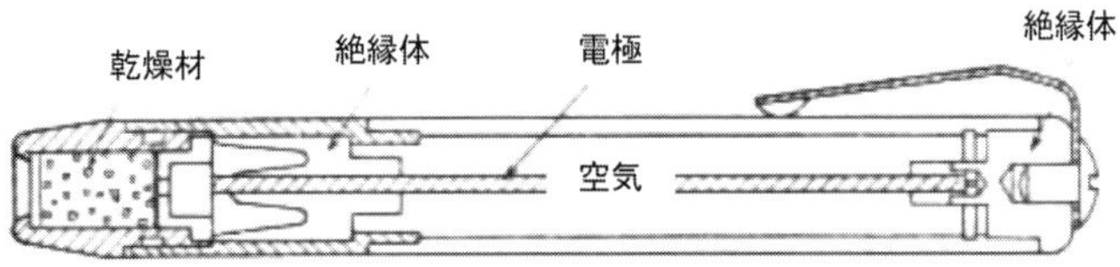

パルス型電離箱とは何？

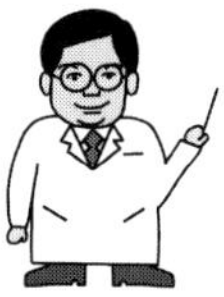

パルス電離箱は、電離電流を測定するのと異なり、正イオンおよび電子の移動によって電極に誘導される電圧変化を１つずつパルスとして測定するものだよ。
パルス電離箱の特徴は次の通りだよ。

- 電極板に吸い寄せられた電子は、電離電流として流れるが、時間的にはきわめて短い現象なのでパルス電流となる。
- 電圧を変える電源と極板の間に高抵抗を挿入しておくと、この抵抗の両端には電圧パルスが生じる。
- パルス高はイオン数に対応するので電圧パルス（10^{-4} ～ 10^{-5} ボルト）の波高値から粒子の放出したエネルギーが１個ごとにわかる。
- 電離箱からのパルスの高さから、入射荷電粒子の１個ごとの電離の大きさを測定することができる。
- エネルギー分解能が良く、入射粒子のエネルギーの測定が可能である。

グリッド型電離箱とはなぁ～に？

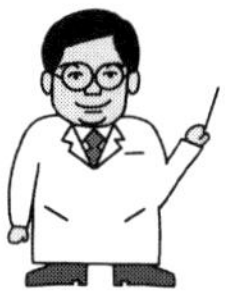

集電極の前にグリッドを設置して、イオン対生成位置からグリッド間の電荷の移動による影響を遮蔽し、グリッドと集電極間の一定距離の電子の移動による電圧変動を測定するようにすると、出力の波高値はグリッドを通過した電子の数、すなわち、生成されたイオン対に比例したものになるよ。これがグリッド型電離箱だよ。

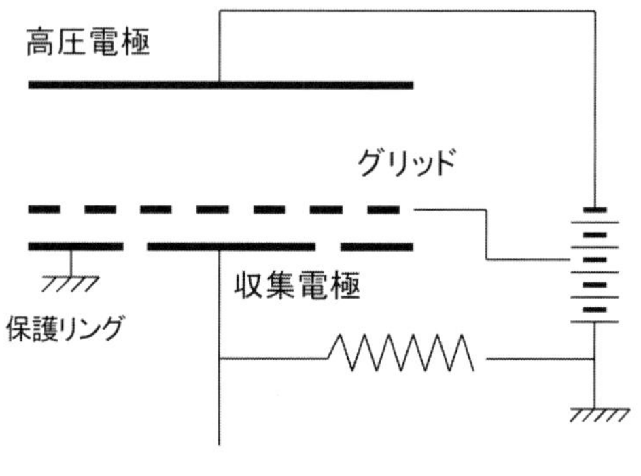

増幅器（増幅率10^5～10^6）へ

【問題 9】 ガス増幅を行うのはどれか。２つ選べ。

1. 比例計数管
2. GM 計数管
3. パルス電離箱
4. 自由空気電離箱
5. 高純度 Ge 検出器

【解説 9】

1. 比例計数管 → ○
2. GM 計数管 → ○
3. パルス電離箱 → ×
4. 自由空気電離箱 → ×
5. 高純度 Ge 検出器 → ×

【問題 10】 電離箱で正しいのはどれか。2 つ選べ。

1. 電離箱が小さいほど感度は高い。
2. ビルドアップキャップは水中で用いる。
3. 印加電圧が高いほど一般イオン再結合は少ない。
4. ポケット線量計は個人被曝線量測定に用いられる。
5. シャロー形電離箱は表面近傍の線量測定に用いられる。

【解説 10】

1. 電離箱が小さいほど感度は高い。 → ×
2. ビルドアップキャップは水中で用いる。 → ×
3. 印加電圧が高いほど一般イオン再結合は少ない。 → ×
4. ポケット線量計は個人被曝線量測定に用いられる。 → ○
5. シャロー形電離箱は表面近傍の線量測定に用いられる。 → ○

4）面積線量計

面積線量計とはなぁ～に？

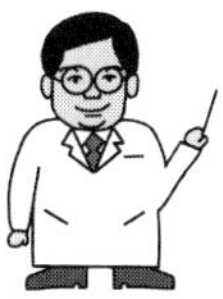

面積線量計は、X 線診断時の皮膚入射線量を推定するために開発された線量計だよ。
X 線透過型の平行平板形電離箱線量計であり、X 線管の可動絞りに装着するのだよ。空気カーマ（Gy）と面積線量（Gy・cm^2）が同時に測定できるよ。
測定値は照射野サイズに依存し、皮膚線量を求めるためには後方散乱係数を用いるよ。

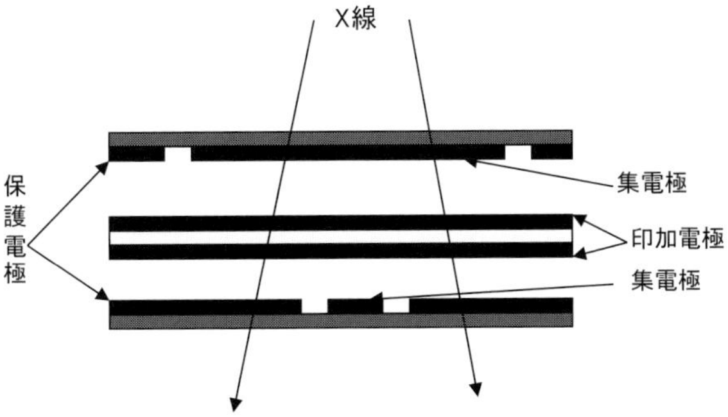

【問題 11】　面積線量計で誤っているのはどれか。

1. X 線管の可動絞りに装着する。
2. 平行平板形電離箱線量計である。
3. 測定値は照射野サイズに依存しない。
4. X 線診断時の皮膚入射線量を測定する。
5. 皮膚線量を求めるためには後方散乱係数を用いる。

【解説 11】

1. X 線管の可動絞りに装着する。　→ ○
2. 平行平板形電離箱線量計である。　→ ○
3. 測定値は照射野サイズに依存しない。　→ ×
4. X 線診断時の皮膚入射線量を測定する。　→ ○
5. 皮膚線量を求めるためには後方散乱係数を用いる。　→ ○

5）自由空気電離箱線量計

自由空気電離箱線量計とはなぁ～に？

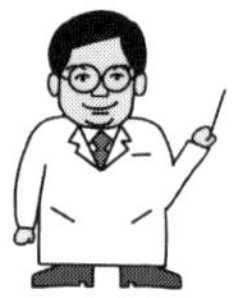

実効エネルギーが 200 keV 以下の光子に用いられ、照射線量の絶対測定に用いられる線量計だよ。

電離箱は、遮蔽箱、絞り、高圧電極、集電極、保護環、保護線から構成された平行平板形の電離箱であるよ。電離箱の有効体積は線源、絞り、高圧電極、集電極、保護環の幾何学条件で決められるよ。保護環は有効体積を精度良く決める役目をするよ。保護線は電極間の電場の傾斜を均一にするためのものだよ。照射線量の測定は二次電子平衡が成立する条件下で行う必要があるよ。電離箱の有効体積を V（cm^3）、空気の密度を ρ（kg/cm^3）、集められた電荷量を Q（C）とすれば、コリメータ位置での照射線量は次式になるよ。

$$X = \frac{Q}{V \cdot \rho} \quad (C/kg)$$

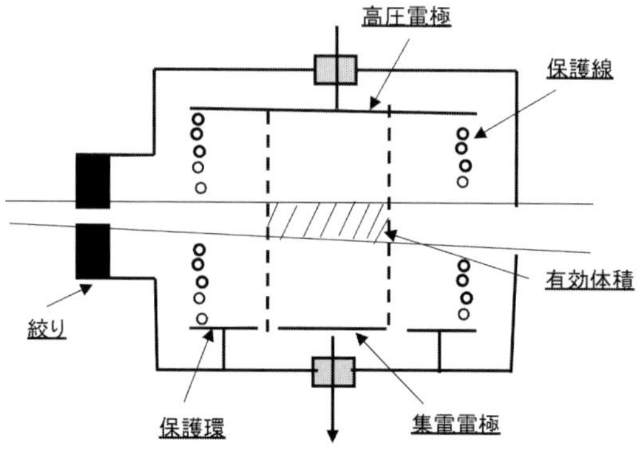

【問題 12】 自由空気電離箱線量計で誤っているのはどれか。

1. 平行平板形電離箱である。
2. 照射線量の絶対測定に用いられる。
3. 実効エネルギーが 1 MeV 以下の光子の測定に用いられる。
4. 線量の測定は二次電子が成立する条件下で行う必要がある。
5. 保護環は有効体積を精度良く決める役目をする。

【解説 12】

1. 平行平板形電離箱である。 → ○
2. 照射線量の絶対測定に用いられる。 → ○
3. 実効エネルギーが 1 MeV 以下の光子の測定に用いられる。 → × 200 keV 以下
4. 線量の測定は二次電子が成立する条件下で行う必要がある。 → ○
5. 保護環は有効体積を精度良く決める役目をする。 → ○

6）半導体検出器

半導体検出器とはなぁ～に？

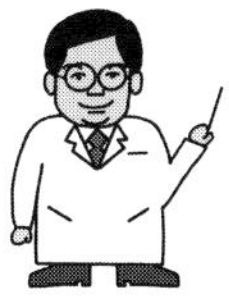

半導体検出器は放射線の入射により生じる電子・正孔対を利用するものであり、固体電離箱といわれるよ。一方、気体電離箱では放射線により生ずる電子・イオン対を利用しているのだよ。

半導体検出器の性能はなぁ～に？

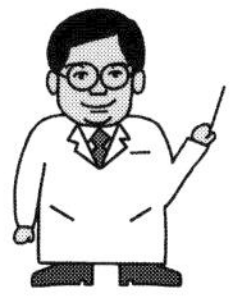

放射線を検出測定する場合、固体の検出器媒体を使用するのが有利であることが多いよ。固体の密度はガスの密度に比べて約 1,000 倍大きいので、高エネルギー電子やγ線の測定に際して固体検出器の寸法はそれと等価なガス入り検出器に比べて小さくすることができるのだよ。

半導体検出器の条件はなぁ～に？

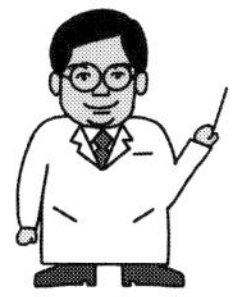

半導体検出器の条件は次の通りだよ。

- 比抵抗が高いこと。
  比抵抗が高くなければ電界を印加すると電流が流れ、放射線によって作られた電荷パルスはこの定常電流に埋もれてしまう。
- キャリア移動度が大きいこと。

電子と正孔は再結合あるいは捕獲される前に素早く動き収集される必要がある。

・高電圧に耐える能力を持つこと。
　電界が高いほど電荷収集効率が良くなり、また、電荷収集時間が短くなる。

・結晶格子が完全であること。
　欠陥、空格子点、格子間原子などのない完全な結晶であること。欠陥があると電荷キャリアに対して捕獲中心としてはたらく可能性がある。

半導体検出器の特性はなぁ～に？

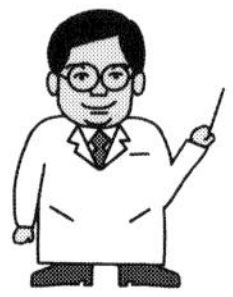

半導体検出器の特性には、検出器の素材、エネルギー分解能、エネルギー損失と出力波高値の比例性、電子－正孔の移動速度、検出器の放射線損傷を考慮する必要があるね。

半導体検出器の素材はなぁ～に？

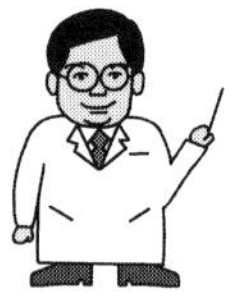

半導体検出器は密度が大きいこと、荷電担体を作るのに必要なエネルギーが小さいこと、荷電担体の移動速度が速いことが必要だね。これが気体検出器と異なるね。素材には、Ge（液体窒素（－195.8℃）による冷却が必要）、Si（液体窒素（－195.8℃）による冷却が必要）、GaAs（室温での使用が可能）、CdTe（室温での使用が可能）、HgI_2（室温での使用が可能）が用いられるよ。

半導体検出器のエネルギー分解能とはなぁ～に？

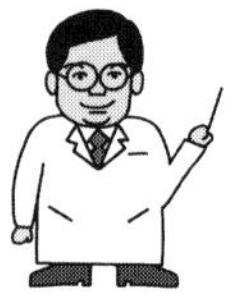

半導体検出器のエネルギー分解能は半値幅（FWHM）で定義されるよ。
エネルギー測定器としては、エネルギー分解能が良いことに加えて低エネルギー領域までエネルギーの損失と波高値が良い比例性を持つことが重要だよ。
低エネルギー領域でも、検出器中に生じる荷電担体の数が他の検出器よりも多く、低エネルギー領域まで良い比例性が保たれているよ。
次の特徴があるよ。

・Ge、Si では電子・正孔を作るのに要するエネルギーは、ほぼ 3 eV である。気体の W 値より一桁小さい。
・気体の電離箱と Ge 検出器の中で放射線が一定のエネルギーを失ったとき、Ge 検出器中に生じる荷電担体の数が電離箱より 10 倍多い。
・エネルギー分解能は一定のエネルギー損失に対して生じる荷電担体の数が多いほどよい。
・電子・正孔を作るのに必要なエネルギーが小さいことが半導体検出器のエネルギー分解能が優れている点である。

荷電担体の移動速度とはなぁ～に？

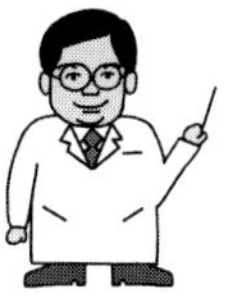

電子ー正孔の移動速度は次の通りだよ。

気体電離検出器では、電子は 10^6 cm/s 程度の移動速度であり、陽イオンは 10^3 cm/s 程度で電子の移動速度の 1/1000 だよ。そのため、同じエネルギーの入射荷電粒子であってもその飛跡の方向によって出力パルスが変化するのだよ。
また、半導体検出器では、電子・正孔対が生じ、電子、正孔が荷電担体として電場にしたがって移動するよ。移動速度は電子、正孔ともに同じ程度の速度をもち、気体電離箱の電子の速度とほぼ同じ速度になるよ。移動速度が速いため、電子、正孔の再結合損失、結晶による電荷の捕獲も少なく、電荷収集効率も良いのだよ。

半導体検出器の放射線損傷とはなぁ～に？

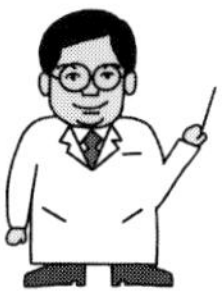

半導体検出器は、エネルギー分解能、分解時間とも優れ、密度が大きく、γ 線エネルギー測定に最適だよ。
しかし、寿命が短く、特に放射線損傷による性能の劣化が生じるのだよ。その他、雑音が大きい、大型の検出器ができないなどの欠点もあるよ。

半導体検出器の動作原理はなぁ～に？

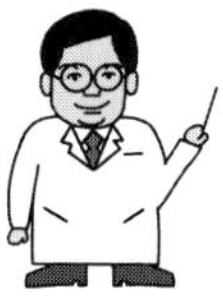

半導体検出器の動作原理は次の通りだよ。

・半導体領域内に荷電粒子が入射し、電離作用によって、その飛跡に沿って多くの電子・正孔対が生成する。
・生成した電子は結晶内の電場によって陽極（n 層）へ移動し、正孔は陰極（p 層）に移動する。
・十分に高い電場では、生成したすべての電子と正孔は、電極に集められ、吸収したエネルギーに比例した大きさの信号が作られる。

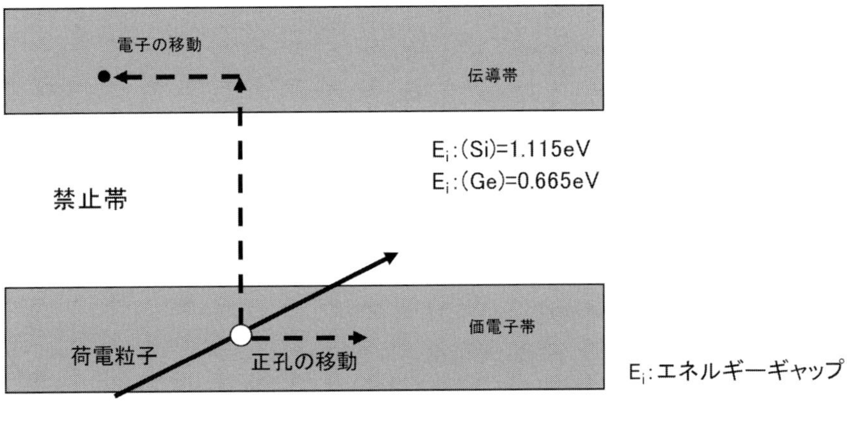

半導体検出器の特徴はなぁ～に？

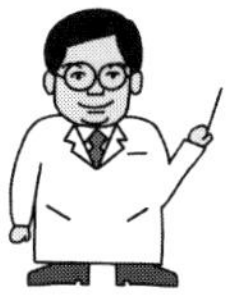

半導体検出器には次の特徴があるよ。

（利点）

・広い範囲のエネルギーに対して、パルス波高対放射線エネルギーの応答特性の比例性が良い。

・荷電粒子が空間電荷領域で消費したエネルギーに正しく比例した出力パルスを発生し、比電離能には影響されない。

・一つの電子と正孔の対を作るのに要するエネルギーが小さいので発生電荷が大きく、そのためエネルギー分解能がきわめて良い。

・パルス幅は 10^{-8}s 程度にでき、分解時間が短い。

・低電圧で動作し、特別な高圧電源が不要である。

・磁場の影響を受けにくい。

・小型で堅牢である。

（欠点）

・空間電荷領域の厚いものが得にくいので β 線、γ 線のものが得にくい。

・面積の広いものを得ることは困難である。

・リーク電流が大きく、したがって雑音が大きい。

・冷却を必要とするものがある。

半導体とはなぁ～に？

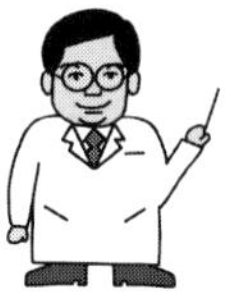

半導体とは次の通りだよ。

・真性半導体

　半導体材料 Si、Ge に不純物を全く含まないもの。

・不純物半導体

　半導体材料 Si、Ge に不純物をごくわずか混入しているもの。

　p 形半導体　→ 3 価の元素を加えて電荷の運び手、すなわちキャリアの大部分が正孔

　n 形半導体　→ 5 価の元素を加えてキャリアの大部分が電子

・p 形半導体と n 形半導体を接合した p-n 接合部に逆方向バイアスを加えたもの。

半導体検出器にはどういう種類があるの？

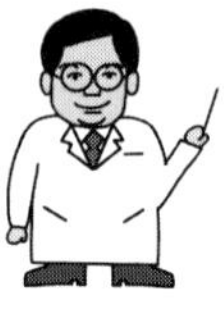

半導体検出器の種類には、p-n 接合型、表面障壁型、リチウムドリフト形、高純度ゲルマニウム形があるよ。

いずれも P 型と n 形の半導体の接合部に逆バイアスの電圧（n 側に正電圧）を印加して生じる空間電荷層（空乏層）を利用しているよ。空乏層は気体電離箱の有効体積に相当するのだよ。

p-n 接合型半導体検出器とはなぁ～に？

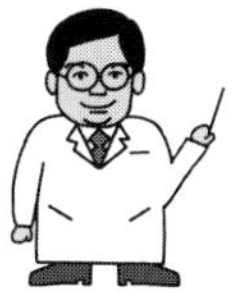

次のようだよ。
- 一様な p 形半導体結晶の 1 面を n 形不純物（リン）の蒸気に触れさせて処理し、表面近傍に薄い n 形層を作る。
- n 形層の厚さは 0.1 ～ 2.0 μm である。
- 逆電圧を加えた場合、空乏層は主に p 形に伸びて出現するが、その厚さは数 mm 以下と薄い。そのため、測定対象はこの領域内で放射線エネルギーを全部費やす程度の粒子線に限られる。
- n 形層の大部分は空乏層の外にあり、入射放射線はこの表面層を通って空乏層に達するので、この n 形層でエネルギーが吸収される。
- n 形層は不感層となる。
- 空乏層が薄いので、γ 線の検出に向かないが、飛程の短い α 線、β 線、陽子線などの粒子線の検出に利用できる。

表面障壁半導体検出器とはなぁ～に？

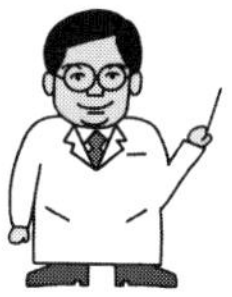

表面障壁半導体検出器は次のようだよ。
- n 形半導体結晶の表面を化学的にエッチングして、そこに金を薄く蒸着（厚さ 100 μg/cm^2）し、電極とする。これにより Si 表面は酸化され p 形となる。
- p-n 形接合形検出器の不感層に比べて非常に薄いため、エネルギー吸収もきわめて小さい。
- p-n 形接合形検出器と同様に空乏層の厚さは薄く、利用できる放射線は飛程の短い α 線や重粒子線に限られる。
- この検出器は光に感じることや入射窓が損傷を受けやすいなどの欠点がある。

リチウムドリフト型半導体検出器とはなぁ～に？

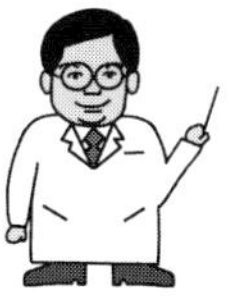

リチウムドリフト型半導体検出器は次のようだよ。
- 有感体積が大きい。
- p 形半導体の一面に過剰 Li を熱拡散して、Li ドナーを加え、n 層を作る。
- この拡散によりできた p-n 接合温度（40 ～ 50℃）を上げた状態で逆電圧を印加すると、電界により Li イオンが p 形層に移動する。
- ドリフト領域中のすべての場所で全空間電荷がゼロになるように Li が分布する。これにより、完全な補償が得られる。
- ドリフト領域（空乏層に相当）を真性半導体領域、または I 領域と呼ぶ。
- p-I-n 構造では、真性半導体領域は厚く、β 線、γ 線の測定が可能である。

Ge（Li）検出器とはなぁ～に？

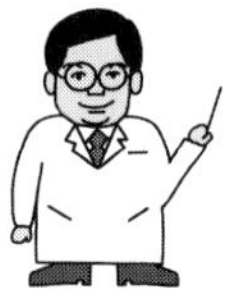

Ge（Li）検出器は次のようだよね。

- 高い原子番号である。
- X 線、γ 線の吸収は光電効果で Z^5、コンプトン効果は Z、電子対生成は Z^2 に比例するので原子番号の小さい Si よりも Ge の方が小型である。
- Ge の方が全エネルギーの光電ピークを大きくできる。
- 高い分解能が得られる。
- 分解能を良くするには－70℃の液体窒素で冷却する必要があり、常温では雑音が多くなり、分解能も著しく低下する。

電離箱線量計のキーポイントを教えて！

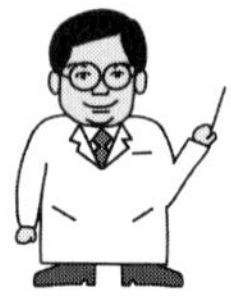

電離箱線量計のキーポイントは次の通りだよ。

- 空気等価電離箱は、壁も気体も空気と等価であり、エネルギー依存性がない。
- 組織壁電離箱、壁を組織と等価な物質で作り、空洞内の気体を空気とした電離箱である。
- 自由空気電離箱は、300 kV 程度の X 線の照射線量の絶対測定ができる。
- 空洞電離箱は、固体の外壁から生じた二次電子で空気を電離させて測定する。
- シャロー（平行平板）形電離箱は、表面近傍の線量測定に使用される。
- 電離箱線量計のイオン再結合損失補正係数は、電極間の印加電圧が関係する。
- 自由空気電離箱の集電極と高圧電極との間は二次電子の飛程の 2 倍以上必要である。
- シャロー形電離箱の実効中心は空洞内前壁である。
- 半径 r のファーマ型電離箱の実効中心は、X 線で 0.5 r、電子線で 0.6 r である。
- 1 C/kg の照射線量による空気の吸収線量を求めよ。空気の W 値は 33.97 eV とする。

$$D = X \cdot \frac{W}{e} = \frac{1\mathrm{C}}{\mathrm{kg}} \cdot \frac{33.97eV}{1.6\times10^{19}J} = \frac{1\mathrm{C}}{\mathrm{kg}} \cdot \frac{33.97eV\times1.6\times10^{19}J}{1.6\times10^{19}C} = 33.97\ J/kg = 33.97Gy$$

- 極性効果補正係数はシャロー型電離箱の場合に重要である。
- 放射線と半導体検出器の組み合わせ

半導体	検出放射線
表面障壁型（Si）（室温も可）	α 粒子
Ge（Li）（常時冷却）	高エネルギー γ 線
HpGe（使用時冷却）	X 線、γ 線
Si（Li）（常時冷却）	低エネルギー γ 線・β 線
CdTe（室温）	低エネルギー γ 線・X 線

- n 型半導体検出器は電導電子により電荷が運ばれ、p 型半導体は正孔により電荷が運ばれる。
- n 型半導体検出器は半導体に逆電圧を印加してできる空乏層で起こる電離を利用した検出器である。
- 半導体検出器は 1 イオン対生成に必要な平均エネルギーは約 3 eV であり、気体に比べて検出効率が高い。

- 半導体検出器は小さなエネルギーで電荷が作れるためエネルギー分解能が良く、分解時間が短い。
- 半導体検出器は電子と正孔の移動速度が速く、電子と正孔の再結合が少なく、検出効率が良い。
- 半導体検出器のゲルマニウム（Ge）は、シリコン（Si）より高原子番号であるためγ線の検出に適している。
- 半導体検出器は固体であるため気体に比べて密度が高く、吸収エネルギーは大きくなる。pn 接合型、表面障壁型、リチウムドリフト型、高純度ゲルマニウム型がある。
- 半導体検出器はドナーとして P や As を微量に入れると、n 型半導体が生成され、アクセプタとして B や Ga を微量に入れると p 形半導体が生成する。
- 半導体検出器の pn 接合型の空乏層は厚さ 3 ～ 4 mm であり、β線の測定に適する。
- 半導体検出器の表面障壁型は、n 型の Si の表面を酸化させて金の酸化皮膜を作り、これが p 形になる。
- 半導体検出器の表面障壁型の空乏層は厚さ 1 mm 以下であり、重荷電粒子、α線、陽子線の測定に適する。
- 半導体検出器のリチウムドリフト型は Si で 120 ～ 160℃、Ge で 40 ～ 50℃の温度で逆電圧を印加することにより数日かけて空乏層を作る。その厚さは数 cm になり、X 線、γ線の測定に適する。
- 半導体検出器のリチウムドリフト型は室温では Li の分布が崩れるために、常時冷却が必要である。
- 半導体検出器の高純度ゲルマニウム型は Li の拡散が必要でなく、空乏層が広いため X 線、γ線の測定に適する。また、電気抵抗値が低いので使用時に冷却する必要がある。

【問題 13】 半導体検出器はどれか。2 つ選べ。

1. 円筒収束形
2. 高純度形
3. 表面障壁形
4. グリット箱形
5. ベネチアン・ブラインド形

【解説 13】

1. 円筒収束形 → ×
2. 高純度形 → ○
3. 表面障壁形 → ○
4. グリット箱形 → ×
5. ベネチアン・ブラインド形 → ×

7）比例計数管

比例計数管とはなぁ〜に？

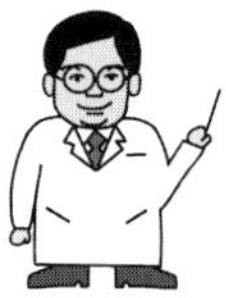

比例計数管では、気体中の電界を比例領域に設定すると、1 次電離により生じた電子は陽極に移動する間加速され、中性子との衝突の際に新たなイオン対を生成するのに十分なエネルギーを得ることができるよ。
電子なだれが起き、一次電荷量が増幅（気体増幅）され、パルス、または平均値の出力を得ることができるのだよ。

比例計数管の特徴とはなぁ〜に？

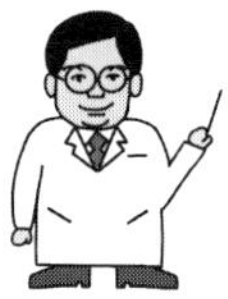

比例計数管の特徴は次の通りだよ。
・気体増幅のためにパルスが大きい。
・電子回路による増幅が電離箱よりも容易である。
・入射粒子の種類、エネルギーが波高によって区別できる。
・α 粒子や中性子による反跳粒子と γ 線の区別がほとんど完全に行える。
・粒子の入射位置に無関係に、粒子のエネルギーに比例する高さのパルスが得られる。
・高分解能のエネルギースペクトルがとれる。
・構造が簡単である。
・GM 計数管と異なり種々の種類、圧力の気体で作動できる。
・遅い中性子測定用の BF_3 計数管や気体試料充填用計数管等が作れる。
・GM 計数管のような不感時間が存在せず、分解能も短い。
・出力パルスの波高値は、カウンタに入射した放射線によってできる一次イオンの数に比例する。
・出力パルスが大きい。
・低エネルギー X 線の検出とスペクトル測定に応用できる。
・α 線、中性子の測定に用いられる。
・パルス方式の β 線測定に欠くことができない。
・ガス増幅に強い電場を必要とするため、一般に芯線（陽極）と円筒形（陰極）の電極を有する構造のものが多い。
・最も用いられるエネルギー領域は、250 eV 〜 100 keV である。
（利点）
・電離箱より大きな信号が得られる。
・波高は mV 〜 0.1 V と高く、簡単な前置増幅器で増幅できる。
・電子なだれは芯線の極近傍で発生する。
・電子なだれによるパルス信号の時間幅は約 0.5 〜 1 μs と小さく、高計数率でも測定できる。
・気体増殖を利用するので検出効率は、ほぼ 100％である。
・場合によっては α 線と β 線の混合した線源のように粒子の識別が可能である。

（欠点）
・GM 計数管よりもパルスが小さいため、やや利得の高い増幅が必要である。
・気体増幅率が計数管に加える電圧とともにかなり急激に増加するため、安定電圧電源を必要とする。
・主にイオン運動によるパルスを利用するため、シンチレーションカウンタに比べてパルスが遅い。

比例計数管の構造はどうなっているの？

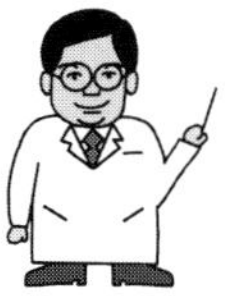

比例計数管の構造は次の通りだよ。
・大半の比例計数管は円筒形状に作られる。
・陰極としてはたらく大きな中空の管の軸に沿って細い線を張って陽極とする。
・ガスには Ar、CH_4（メタン）、PR ガス（Ar90% + $CH_4$10%）などを用いる。
・印加電圧の極性が重要であり、電子を中心軸線に向けて引きつける。
・出力パルスは負荷抵抗 RL の両端に生じる
・ガス増幅は大きな値の電界が必要である。
・芯線に近いほど急激に電場が強くなる。
・入射粒子によってイオン化が起こり、電子なだれで電子数を増幅させる。

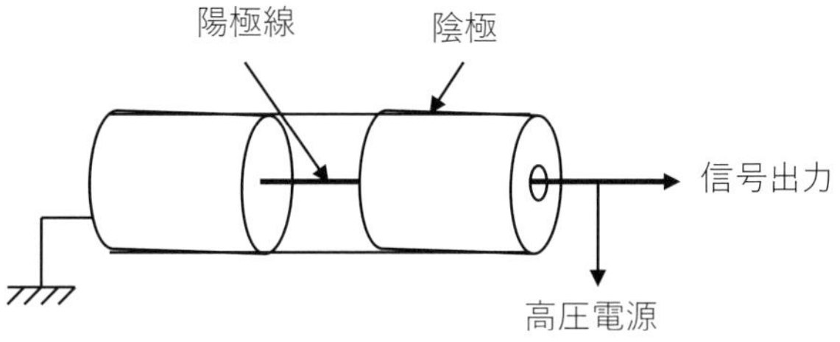

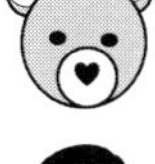

電子なだれとはなぁ～に？

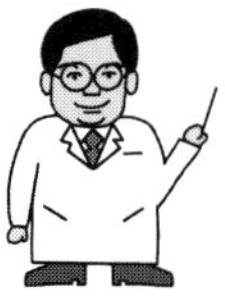

最初の電子の衝突で作られた（イオン対の一方）自由電子の一つひとつが二次電子を発生させるよ。電子なだれとは二次電子もまた強い電場で加速されて気体分子から三次電子を叩きだすというように、同じ過程で、さらに多くの自由電子を増やしていくことをいうのだよ。

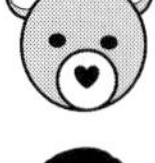

気体増幅（気体増殖）とはなぁ～に？

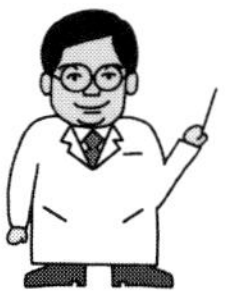

電子なだれによって電子数が増大される現象のことだよ。

ガス増幅率とはなぁ～に？

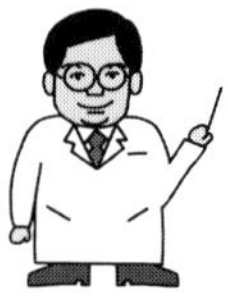

ガス増幅率 M は、M ＝ N/n で表されるよ。
ここで、N は全 2 次電子数、n は 1 次電子数だよ。
ガス増幅率は、通常 10^2 ～ 10^4 だよ。

比例計数管用のガスはどんなもの？

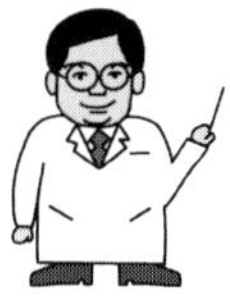

不活性ガス（He、Ar、Kr、Xe）に、他の種類のガスに他の種類のガス（メタイソブタン、CO_2 など）を混合した組み合わせガスを使用するよ。
一般的には、PR ガス（あるいは、P-10gas）といわれるアルゴン 90％＋メタン 10％の混合ガスが使用されるよ。
メタンガスを混合することによって、比例計数管領域における動作の安定性が良くなり、また W 値が低下するのだよ。

2 π ガスフロー形比例計数管とはなぁ～に？

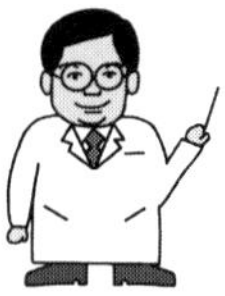

2 π ガスフロー形比例計数管は次の通りだよ。
・半球型計数管である。
・流しているガス分子が電離され、電子なだれを起こす。
・ガスフロー形比例計数管は、α 線や低エネルギー β 線のように飛程が短い。
・検出器の入射窓による吸収が問題になる場合に用いられる。
・線源を計数管の中に入れて測定する。
・微弱放射能の測定や放射能の絶対測定に用いられる。

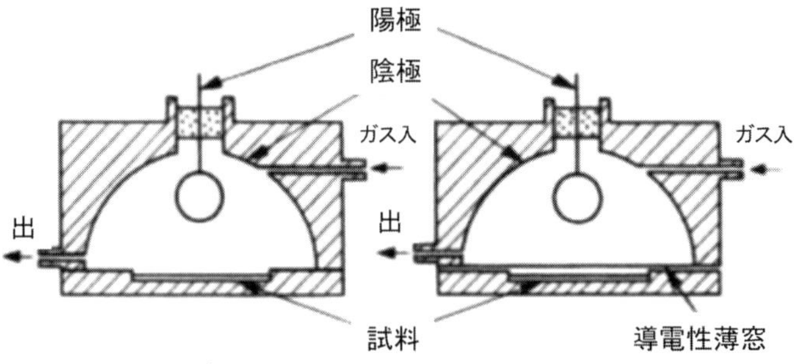

（2 π 窓なし）　（2 π 薄窓）

比例計数管の構造はどうなの？

比例計数管の構造は次の通りだよ。

- 比例計数管は普通金属円筒を負電極、その中心軸に沿って張られた細かい針金を正電極とする放電管である。
- 適当な気体を数分の一ないし数気圧封入して使用する。
- 針金は数MΩ程度の抵抗Rを通じて設置され、この抵抗が前置増幅器初段のグリットリークを兼ねることが多い。
- その際円筒電極は負の高圧電源に結ばれ、放電できた陽イオンを集める。
- 比例計数管は入力パルスに比例した出力信号が得られるので、波高分析回路を設けてエネルギー分析が可能である。

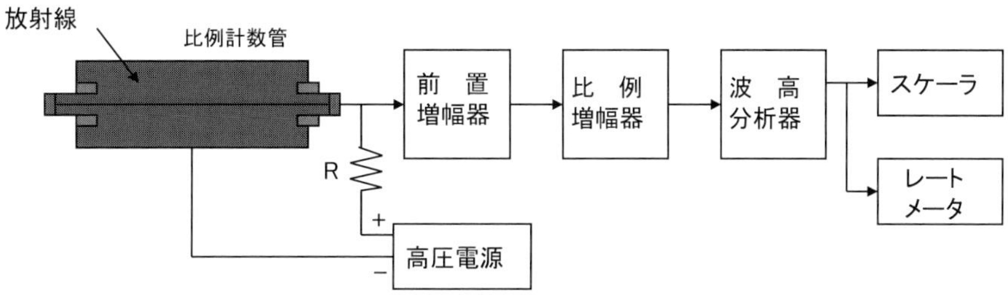

比例計数管のプラトー特性はどうなの？

比例計数管のプラトー特性は次の通りだよ。

- α線とβ線では出力パルス波高が大きく異なるので、波高選別によって両方を同時に測定できる。
- α線パルスは波高が高すぎるため、パルス波高が飽和しないように対数増幅器が使用される。
- α線の測定ではエネルギー分析や低バックグランド測定ができる。
- β線のみの測定では大まかなパルス波高分析ができる。
- αβ線混合試料であってもα線のみの計数をすることができる。

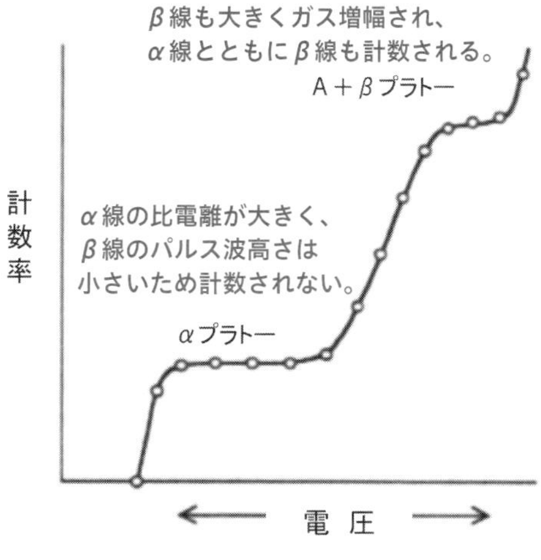

【問題 14】 図はα線とβ線の混在した試料を一つの比例計数管で測定した場合の印加電圧と計数率の関係を示している。イのプラトー域の計数率に対応するのはどれか。

1. α線
2. β線
3. α線とβ線の和
4. α線とβ線の差
5. バックグランド

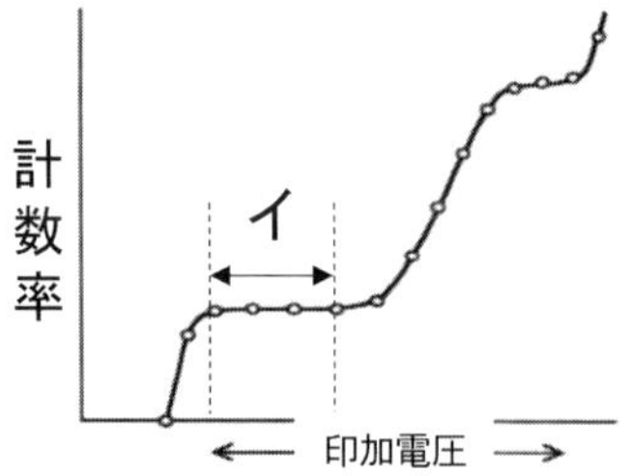

【解説 14】

1. α線 → ○
2. β線 → ×
3. α線とβ線の和 → ×
4. α線とβ線の差 → ×
5. バックグランド → ×

中性子測定用比例計数管とはなぁ〜に？

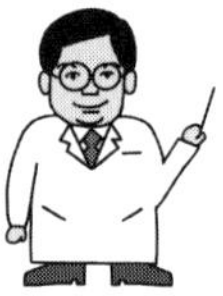

中性子測定用比例計数管は次の通りだよ。

- 中性子の測定には計数管のガスに BF_3 ガスを用い、^{10}B（n, α）^{7}Li 反応を利用した BF_3 カウンタ、および ^{3}He ガスを用いて ^{3}He（n, p）^{3}H 反応を利用した ^{3}He カウンタがある。
- BF_3 カウンタは熱中性子の測定に用いられる。

比例計数管のキーポイントはなぁ〜に？

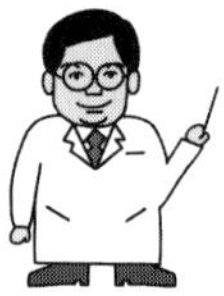

比例計数管のキーポイントは次の通りだよ。

- 入射放射線によって生成した電子は、気体分子をイオン化し二次電子を作る。
- 二次電子が加速されて、さらに電離を行うことをガス増幅という。
- 生成される二次電子数は一次電子数に比例する。
- 使用される気体は PR ガス（90%アルゴン＋10%メタン）などでである。
- 円筒形比例計数管はガス増幅率が高くなる。
- ガスフロー型比例計数管は測定試料を管内に入れるので幾何学的効率が良くなる。
- 使用電圧は電離箱より高く、検出感度は良い。
- 分解時間は GM 計数管に比べて短く、エネルギー分解能は電離箱より悪い。

- 出力パルス波高は入射放射線エネルギーに比例するため、エネルギー分析ができる。
- 電極電圧の変動や陽極表面の不均一性が原因で、エネルギー分解能は電離箱より悪い。
- 出力電圧は GM 管などに比べると小さいため、前置増幅器や比例増幅器が必要となる。
- イオン化された分子により発生する光子による光電子の発生は無視できる程度である。
- 分解時間が短いのは、一次電離の起こった近くでの電子なだれに限局され、イオンの移動が速やかに終わるためである。
- 集電極は、電界強度を高くするために約 50 μm Φのタングステンの細線を使用している。
- 2 π ガスフロー型比例計数管においてα線とβ線の分離測定ができるのは、α線の方が比電離は大きいからである。
- β線のエネルギー分布は広いため、このβ線プラトーはα線プラトーより平坦ではない。
- プラトーの傾斜は、5% /100 V 以内が望ましい。
- 管内に BF_3 ガスを封入し、$^{10}B(n, \alpha)^{7}Li$ の核反応で生じたα粒子と Li 核の電離を利用すると中性子の測定ができる。これを BF_3 比例計数管という。

【問題 15】 放射線検出器と関係する項目の組み合わせで正しいのはどれか。2 つ選べ。

1. BF_3 計数管 ―――― 熱中性子線
2. 半導体検出器 ―――― イオン再結合
3. 電離箱線量計 ―――― 電子なだれ
4. 蛍光ガラス線量計 ―――― 紫外線照射
5. ラジオクロミックフィルム ―――― 現像

【解説 15】

1. BF_3 計数管 ―――― 熱中性子線 → ○
2. 半導体検出器 ―――― イオン再結合 → ×
3. 電離箱線量計 ―――― 電子なだれ → ×
4. 蛍光ガラス線量計 ―――― 紫外線照射 → ○
5. ラジオクロミックフィルム ―――― 現像 → ×

8) ガイガーミュラー（GM）計数管

ガイガーミュラー（GM）計数管とはなぁ～に？

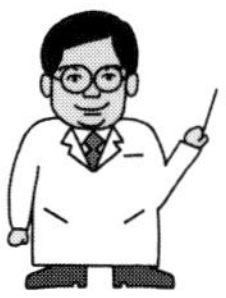

放射線により管内の気体が電離されると収集電圧から与えられた強い電界により電子なだれを起こし、陽極に比較的にパルスを生じるのだよ。様々な構造の GM 計数管があるよ。

ガイガーミュラー（GM）計数管の特徴とはなぁ〜に？

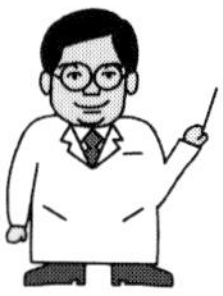

ガイガーミュラー（GM）計数管の特徴を示すよ。

（利点）

- GM 管の構造は簡単で、低価格である。
- 作動は容易である。
- 気体イオン化検出器である。
- 電離箱よりも感度は良い。
- 高い印加電圧であるので、比例計数管よりも電子なだれは大きい。
- 放電中に 10^9 〜 10^{10} 個のイオン対が作られる。
- 出力パルスは大きく、通常数 V 程度である。

（欠点）

- 放射線検出器のどれよりも長い不感時間を示す。
- GM 計数管の寿命は短い。
- 計数効率は 1％程度であり、かつ、空気カーマ（率）や吸収線量（率）と直接的に依存しない。
- 500 keV のエネルギー特性は悪い。
- 単色放射線を測定し、校正する場合は問題ないが、エネルギー不明の散乱線などを測定する場合は ± 100％の誤差がある。
- 100 〜 400 μs の分解時間を有するため高線量率場での測定は窒息現象を起こし、指示値を正しく示さない。

ガイガーミュラー（GM）計数管の動作原理はなぁ〜に？

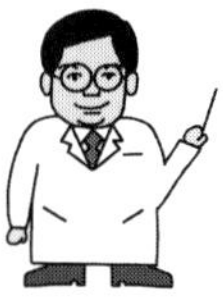

ガイガーミュラー（GM）計数管の動作原理は次のようだよ。

- 高電圧を印加し、放射線が入射すると、管内にイオン化現象が起こり、強電界のため電子なだれを生じ、パルスを発生する。そこで、続いて放射線が来なければ電子なだれは消滅し、次の放射線の入射によってパルスを発生し、放射線の数を測定できる。

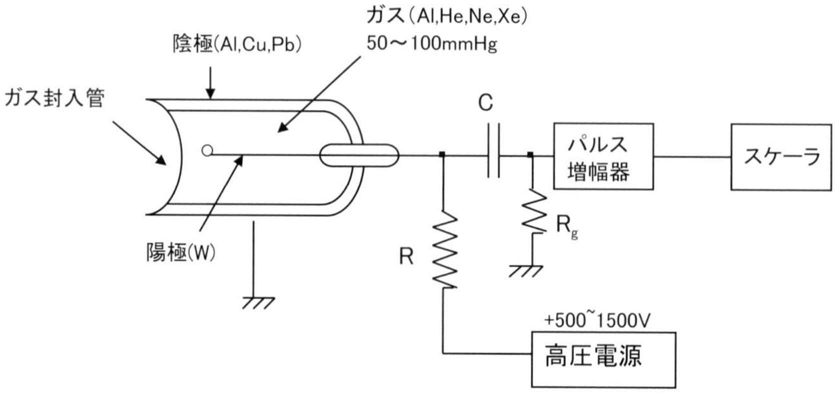

ガイガー放電とはなぁ〜に？

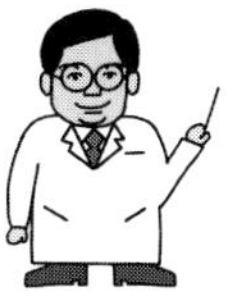

ガイガー放電は次のようだよ。

・電子なだれが陽極全体に生じる。
・最初１個の電子によって電子なだれが引き起こされた際に、二次イオンに加えて多数の励起ガス分子が電子衝突によって作られる。この励起分子は可視あるいは紫外の領域に波長を持つ光子を放出して安定状態に戻る。この光子がガイガー放電を作る連鎖反応の伝播の重要な要素である。ガイガー放電を終了させる過程は、なだれの中の電子と一緒に作られたイオンの存在に関係する。

充填ガスとはなぁ〜に？

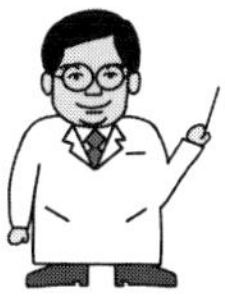

充填ガスは次のようだよ。

・ガス増幅に基づいているので、負のイオンを形成するごく微量のガス（酸素など）でさえ含んではいけない。
・充填ガスは希ガスが広く用いられ、ヘリウムとアルゴンが用いられる。
・充填ガス（一次ガス）に、消滅を目的として消滅ガス（エチルアルコール、ギ酸エチル）が添加される。

放電の消滅機構はどうなっているの？

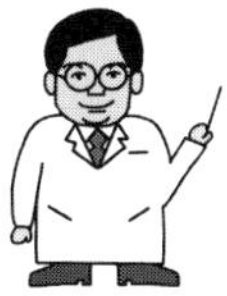

GM 計数管の計数放電の消滅機構は、使用する気体の種類によって異なるよ。

GM 計数管はいったん成長した放電をどうやって停止させるの？

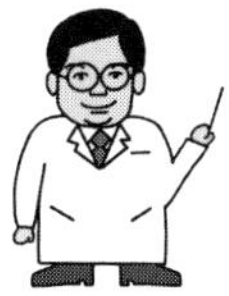

それは方法によって計数管の分解時間が異なるのだよ。

・外部消滅型計数管（外部抑制型）
  一次電離で生じたイオンが陽極近傍の強い電場で増速され、陽極全面にわたって放電が起こり、電子は中和され、放電は停止されるが、陽イオンは陰極面から紫外線を放出し、この紫外線によって光電子を発生する。放電はいつまでも続くことになるから外部から陽極の電圧を下げてやり、放電の持続を防ぐ必要がある。電極電圧をある一定時間、放電開始電圧以下にする。こうすると放電の持続を防ぐことができる。
・内部消滅型計数管（内部抑制型）
  アルゴンの中にエチルアルコールのような多原子分子を加えるとイオンのほとんどがアルコールイオンとなり、二次電子放出の原因になる紫外線を放出しない。それで陰極面から光電子が発生せず、放電は自然に停止する。

GM 計数管の特性はどうなの？

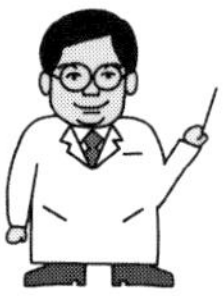

GM 計数管の特性は次の通りだよ。

- しきい電圧（放電開始電圧）
  印加電圧がある電圧（V）値以上になると計数を開始する電圧である。
- プラトー
  計数率はわずかな傾斜を持っているが、電圧の変化に対してほぼ一定の値をとる領域である。プラトーの傾斜（%）で GM 計数管の良否を判断する。
- 連続放電領域
  印加電圧を上げると計数率が急激に上昇する部分である。
- GM 計数管で一定強度の放射線を測定し、その計数率測定する。
- プラート傾斜Δが小さく、長さが長いほど良い計数管である。
- 実際の使用では、プラトーの中央よりやや低め（1/2 ～ 1/3）の電圧で使用する。

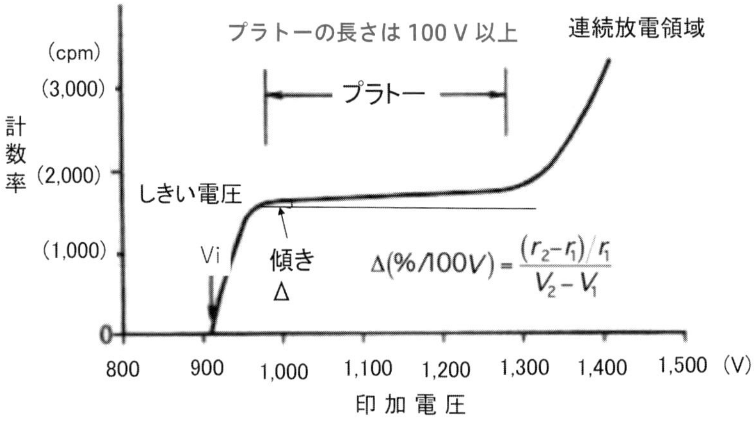

GM 計数管のパルス波形はどうなの？

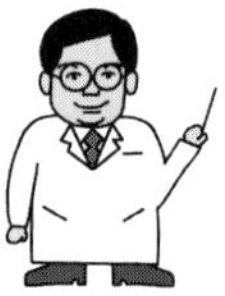

パルス波形は次の通りだよ。

- 不感時間（dead time）：τ_d
  この時間中に放射線が何個入射しようとしてもパルスとして信号は取り出せない。その後、電場の回復とともに小さなパルスが現れる。10^{-4} 秒程度
- 分解時間（resolving time）：τ_r
  パルスの高さが計数回路の選別電圧以上になり計数されるまでの時間
- 回復時間（recovery time）：τ_R
  電場が回復して最初のパルスと同じ高さまでパルスが回復するまでの時間

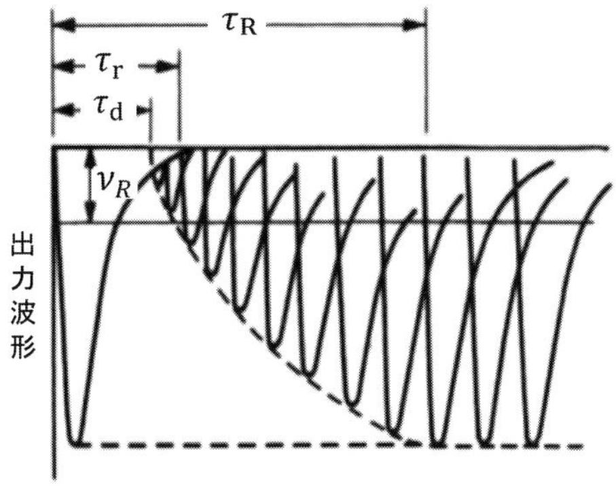

不感時間による数え落とし補正はどうするの？

不感時間による**数え落とし補正**は次のようにして行うよ。

・GM 計数管は不感時間が長いので数え落としが生じる。そのため実測値について補正が必要になる。

・分解時間を τ 秒、実測の計数率を r cpm とする。$r\tau$ は計数装置の不感時間である。ここで真の計数率、すなわち r = 0 のときの計数率を R とすれば、次式が求められる。

$$R - r = Rr\tau$$
$$R = \frac{r}{1-r\tau}$$

計数装置の分解時間がわかれば、真の計数率 R を求めることができる。

計数率の数え落とし補正はどうするの？

計数率の数え落とし補正は次のように行うよ。

$$N = \frac{n}{1-n\tau}$$

ここで、N は真の計数率、n は実測の計数率（cps）、τ は分解時間（s）である。

計数率の標準偏差とはなぁ～に？

計数率の標準偏差は次のように行うよ。

・標準偏差

$$\sigma = \frac{n}{t} \pm \frac{\sqrt{n}}{t}$$

・相対標準偏差（相対誤差）

$$\Delta x/\Delta_0\,(\%) = \frac{1}{\sqrt{n}} \times 100$$

ここで、$\Delta x/\Delta_0$ は相対標準偏差（%）、n は実測の計数率（cps）である。

・自然計数を差し引くときの標準偏差

$$\Delta=\left(n-n_b\right)\pm\sqrt{n+n_b}$$

ここで、Δ は標準偏差、n は実測の計数率（cps）、n_b は自然計数である。

・n を t 秒間で測定したときの計数率を R、n_b を t_b 秒間で測定したときの計数率を R_b とすると標準偏差 Δ は次式で表される。

$$\Delta=(R-R_b)\pm\sqrt{\frac{R}{t^2}+\frac{R_b}{t^2}}$$

GM 計数管のキーポイントはなぁ～に？

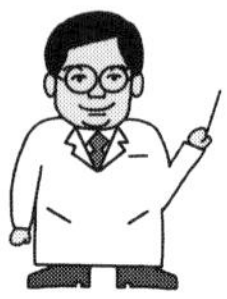

次の通りだよ。

・印加電圧を高くすると電子なだれがさらに増大し、二次イオンが陽極全体を包むようになる。これをガイガー放電という。
・放射線の種類やエネルギーに関係なく出力パルスは一定波高となるため、エネルギー分析はできない。
・電子なだれの後、陽イオンが壁に衝突して二次電子を出し、再び電子なだれが繰り返されることを持続放電といい、これを止める方法には外部消去と内部消去法がある。
・持続放電の消滅気体は、アルゴンやヘリウムを主体として、少量のアルコールやメタンを入れた有機多原子ガスである。または、ハロゲンガスを使用する。
・β線に対して 100%に近い計数率を示すが、X 線やγ線には 1%以下となる。
・検出効率が 5%の GM 管で 1 分間に 360 カウントの計数値を得た。この試料の放射能 A は何 Bq か。

$$A=\frac{360/60}{5/100}=\frac{6}{0.05}=120\ Bq$$

・放射能測定で 2,500 カウントが得られた。真の値が 68.3%の確率で含まれる計数値の範囲はいくらか？

$$SD=\sqrt{N}=\sqrt{2500}=50$$
$$(2500-50)\leq N\leq(2500+50)$$
$$(2450)\leq N\leq(2550)$$

・GM 計数管で、試料の計数値が 10 分間で 35,000 カウント、バックグランドが 10 分間で 5,000 カウントであった。正味の計数率は何 cpm か？

$$n_s\pm\sigma_s=\left(\frac{N}{t}-\frac{N_b}{t_b}\right)-\pm\sqrt{\frac{N}{t^2}-\frac{N_b}{t^2}}=\left(\frac{35000}{10}-\frac{5000}{10}\right)\pm\sqrt{\frac{35000}{10^2}}=3000\pm20$$

・放射能を 1 分間測定したところバックグランドも含めた試料の計数値が 1,600 カウント、バックグランドの計数値が 100 カウントであった。全測定時間を 30 分間としたときの時間配分はどうなるか？

$$\frac{N_t}{t_b} = \sqrt{\frac{N_t}{N_B}} = \sqrt{\frac{1600}{100}} = \frac{40}{10} = \frac{4}{1}$$

したがって、試料測定時間：BG 測定時間＝ 24 分：6 分

・GM 計数管で、1 分間測定したところ 60,000 カウントあった。1 分間あたりの真の計数率は何 cps か。ただし、GM 計数管の分解時間を 200 μs とする。

$$N = \frac{n}{1-nt} = \frac{(60000/60)}{1-(60000/60)\times(200\times10^{-6})} = 125\ \text{cps}$$

・放射能の測定で相対標準偏差 0.01 を得るために必要なカウントは何か。

$$\frac{\sqrt{n}}{n} = \frac{1}{\sqrt{n}} = 0.01$$

$$n = 10000 = 10^4$$

【問題 16】 GM 計数管で正しいのはどれか。

1. 不感時間がない。
2. 電離箱領域で動作する。
3. 中心電極の近傍では電界が弱い。
4. 出力信号は一次電離量に比例しない。
5. 外部消去法は放電直後に印加電圧を上げる。

【解説 16】

1. 不感時間がない。 → ×
2. 電離箱領域で動作する。 → ×
3. 中心電極の近傍では電界が弱い。 → ×
4. 出力信号は一次電離量に比例しない。 → ○
5. 外部消去法は放電直後に印加電圧を上げる。 → ×

b. 励起現象を利用した検出器

1）シンチレーションカウンタ

シンチレーションカウンタ（検出器）とはなぁ～に？

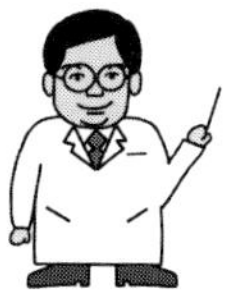

シンチレーションカウンタ（検出器）はイオン化検出器とは異なり、放射線と相互作用の結果、検出器物質を励起状態にし、これが安定状態に戻るときに発生する蛍光（この現象をシンチレーションと呼ぶ）を検出して、放射線を測定する測定器だよ。

放射線検出器は、発光体（シンチレータ）と光検出器（光電子増倍管）から構成されているよ。

シンチレーションカウンタ（検出器）の動作原理はなぁ〜に？

シンチレーションカウンタ（検出器）の動作原理は次のようだよ。

・放射線がシンチレータに入射すると励起により放射線を吸収する。
・シンチレータ内部で消費されたエネルギーは光のエネルギーに変換される。
・生じた光は損失なく光電子増倍管の光電面に到達するようにする。
・光電面で光エネルギーは光電子を放出する。
・光電子は光電子増倍管内の電極で次々に増倍され、電気パルスとして前置増幅器に入力する。
・前置増幅器の出力は比例増幅器で直線的な増幅が行われる。
・増幅された電気パルスを波高分析と波形整形などを行い、放射線の計数測定またはエネルギー測定を行う。

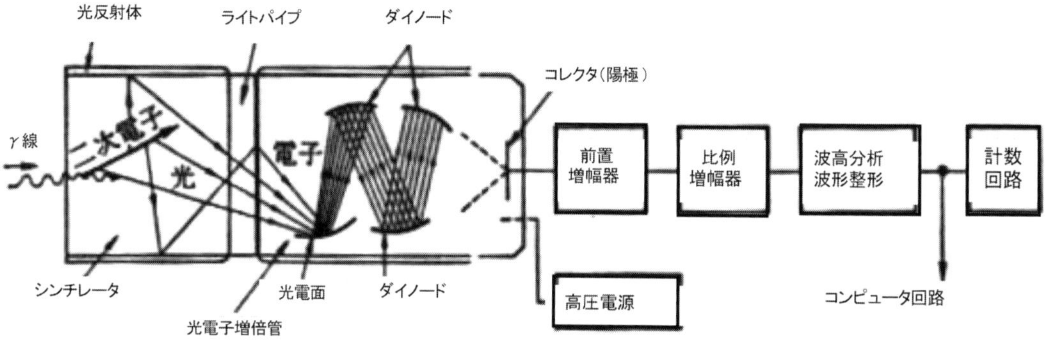

シンチレータの種類にはどういうものがあるの？

シンチレータの種類は、無機シンチレータ（NaI（Tl)、Csi（Tl)、ZnS（Ag)、BGO、YAP（Ce）など)、有機シンチレータ（アントラセン、スチルベン、プラスチック、液体シンチレータなど)、ガスシンチレータ（希ガスの混合ガス）があるよ。

無機シンチレータの特徴とはなぁ〜に？

特徴は次のようだよ。

（無機シンチレータ：NaI）

・NaI に微量（0.1%）程度の Tl を不純物として添加した結晶である。
・結晶の主成分であるヨウ素（I）の原子番号（Z ＝ 53）が高いのでγ線の光電効果の確率が高く、中・高エネルギーのγ線の測定に適している。
・発光効率が高く、エネルギー分解能が最も高い。
・無機シンチレータの基準である。

$$\frac{N_t}{t_b} = \sqrt{\frac{N_t}{N_B}} = \sqrt{\frac{1600}{100}} = \frac{40}{10} = \frac{4}{1}$$

したがって、試料測定時間：BG 測定時間＝ 24 分：6 分

・GM 計数管で、1 分間測定したところ 60,000 カウントあった。1 分間あたりの真の計数率は何 cps か。ただし、GM 計数管の分解時間を 200 μs とする。

$$N = \frac{n}{1-nt} = \frac{(60000/60)}{1-(60000/60)\times(200\times10^{-6})} = 125\ \text{cps}$$

・放射能の測定で相対標準偏差 0.01 を得るために必要なカウントは何か。

$$\frac{\sqrt{n}}{n} = \frac{1}{\sqrt{n}} = 0.01$$

$$n = 10000 = 10^4$$

【問題 16】 GM 計数管で正しいのはどれか。

1. 不感時間がない。
2. 電離箱領域で動作する。
3. 中心電極の近傍では電界が弱い。
4. 出力信号は一次電離量に比例しない。
5. 外部消去法は放電直後に印加電圧を上げる。

【解説 16】

1. 不感時間がない。 → ×
2. 電離箱領域で動作する。 → ×
3. 中心電極の近傍では電界が弱い。 → ×
4. 出力信号は一次電離量に比例しない。 → ○
5. 外部消去法は放電直後に印加電圧を上げる。 → ×

b. 励起現象を利用した検出器

1）シンチレーションカウンタ

シンチレーションカウンタ（検出器）とはなぁ〜に？

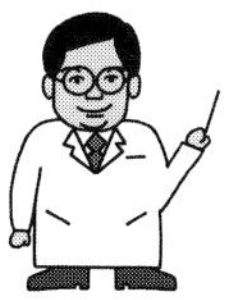

シンチレーションカウンタ（検出器）はイオン化検出器とは異なり、放射線と相互作用の結果、検出器物質を励起状態にし、これが安定状態に戻るときに発生する蛍光（この現象をシンチレーションと呼ぶ）を検出して、放射線を測定する測定器だよ。
放射線検出器は、発光体（シンチレータ）と光検出器（光電子増倍管）から構成されているよ。

1. 放射線計測の基礎
2. 放射線計測の理論
3. 放射線計測装置
4. 放射線計測技術
5. 練習問題

シンチレーションカウンタ（検出器）の動作原理はなぁ～に？

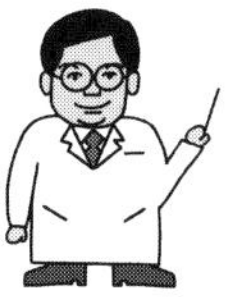

シンチレーションカウンタ（検出器）の動作原理は次のようだよ。

- 放射線がシンチレータに入射すると励起により放射線を吸収する。
- シンチレータ内部で消費されたエネルギーは光のエネルギーに変換される。
- 生じた光は損失なく光電子増倍管の光電面に到達するようにする。
- 光電面で光エネルギーは光電子を放出する。
- 光電子は光電子増倍管内の電極で次々に増倍され、電気パルスとして前置増幅器に入力する。
- 前置増幅器の出力は比例増幅器で直線的な増幅が行われる。
- 増幅された電気パルスを波高分析と波形整形などを行い、放射線の計数測定またはエネルギー測定を行う。

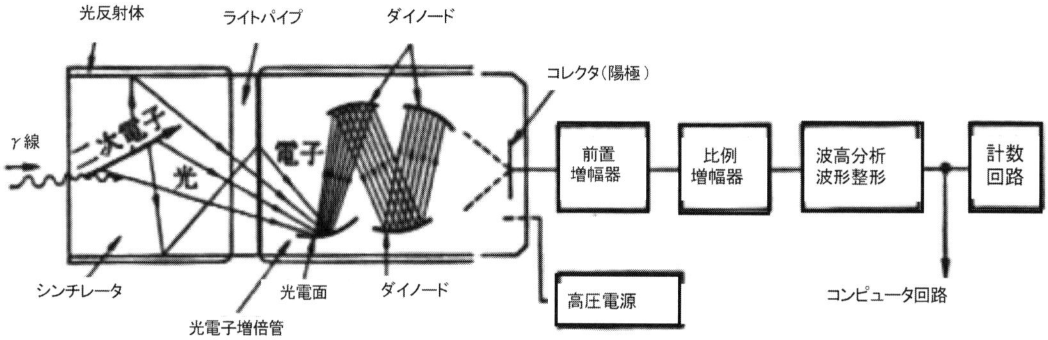

シンチレータの種類にはどういうものがあるの？

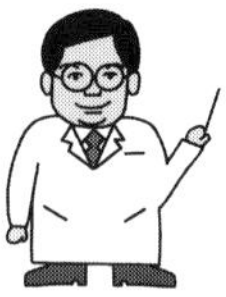

シンチレータの種類は、無機シンチレータ（NaI（Tl）、Csi（Tl）、ZnS（Ag）、BGO、YAP（Ce）など）、有機シンチレータ（アントラセン、スチルベン、プラスチック、液体シンチレータなど）、ガスシンチレータ（希ガスの混合ガス）があるよ。

無機シンチレータの特徴とはなぁ～に？

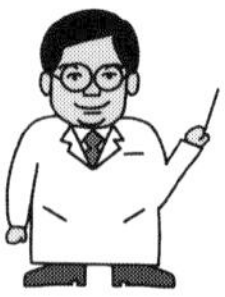

特徴は次のようだよ。

（無機シンチレータ：NaI）

- NaI に微量（0.1%）程度の Tl を不純物として添加した結晶である。
- 結晶の主成分であるヨウ素（I）の原子番号（Z = 53）が高いのでγ線の光電効果の確率が高く、中・高エネルギーのγ線の測定に適している。
- 発光効率が高く、エネルギー分解能が最も高い。
- 無機シンチレータの基準である。

・吸湿性のため大気中では変質して劣化しやすいので、通常のシンチレータはアルミニウムのケース内に密封されている。そのため、荷電粒子の測定はできない。
・大容積のシンチレータを比較的容易に作製することができる。
・機械的衝撃や急激な熱的変化に弱い。
・発光量は温度によって若干変化し、温度係数は－0.3％ /℃程度である。
・NaI（Tl）結晶は潮解性があるので、空気に触れないように Al の容器に封中して使用する。
・蛍光を取り出す窓部分には透明度の良いガラスを張る。
・形状は円柱形、井戸形、スルーサイドホール形、平板形等がある。

（無機シンチレータ：CsI（Tl)、CsI（Na)）
・相対感度は CsI（Tl）では NaI（Tl）の 45％、CsI（Na）ではおよそ 80％と比較的高い。
・結晶の主成分である Cs と I の原子番号（55、53）が高いため、光電効果の確率が高く、小さなサイズの結晶でも γ 線の検出率は高い。
・粒子の種類による出力パルス波形の違いを利用する波形弁別測定法が適用できる。
・CsI（Na）は吸湿性であるが、CsI（TI）の吸湿性は小さい。入射窓を薄くして β 線などの荷電粒子の測定や低エネルギー X 線の測定にも使用できる。
・機械的強度が高く、薄いシート状のシンチレータでも取り扱いは容易である。

（無機シンチレータ：ZnS（Ag)）
・ZnS に微量の Ag を活性体として添加した結晶である。
・相対感度は高く、NaI（Tl）と同程度である。
・大きな単結晶を作ることができず、数 μm の大きさの結晶（粉末）である。そのため、光の透過性が悪いのでごく薄い膜状（20 mg/cm^2 以下）に塗布して使われ、飛程の短い α 線の測定に限られる。
・α 線測定の場合、バックグランド計数がきわめて少ない。

（無機シンチレータ：LiI（Eu)）
・LiI に微量の Eu を活性体として添加した結晶である。
・相対感度が 30 ～ 35％で、無機結晶シンチレータとしてはあまり良くない。
・結晶の主成分であるリチウムの中性子反応 ^{6}Li（n, α）^{3}H の断面積が大きいので中性子の測定に使われる。

（無機シンチレータ：BGO）
・化学系は $Bi_4Ge_3O_{12}$ であり、小さなサイズのシンチレータでも γ 線に対して高い検出効率が必要とされる測定系に使われる。
・相対感度は NaI（Tl）の 15 ～ 20％と低いので、エネルギー分解能は低い。
・主成分である Bi の原子番号（Z = 83）が非常に高く、また、結晶の密度（7.13 g/cm^3）が高いため、γ 線に対する光電効果の確率が高く、小さなサイズの結晶でも検出効率が高い。
・吸湿性がなく、取り扱いが容易である。
・結晶は物理的・化学的に安定であり、機械的衝撃にも強い。

無機シンチレータの励起・発光はどうして行われるの？

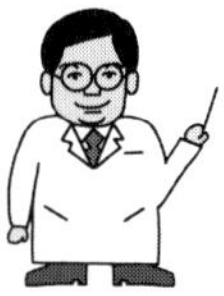

無機シンチレータの励起・発光は次のようにして行われるよ。

- 放射線エネルギーの吸収によって結晶格子が励起され、電子と正孔が作られる。
- 電子は伝導帯で励起され、価電子帯には正孔が残る。
- 電子は伝導帯中を移動して活性体原子に捕獲され、活性体原子は励起状態になる。
- 励起準位の活性体原子は、その寿命に応じて光子（可視光）を放出して基底準位に遷移する。

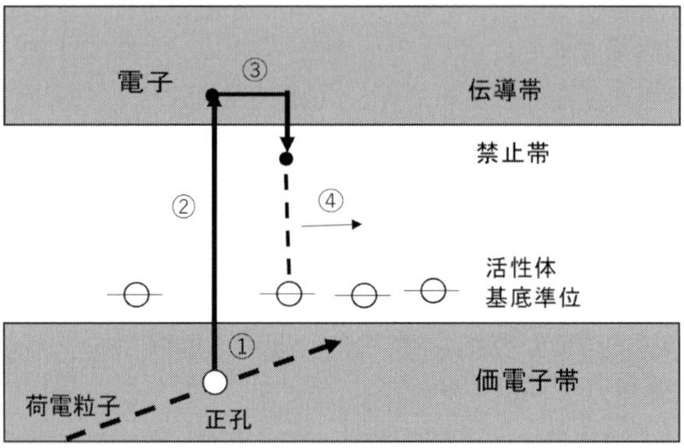

有機シンチレータの励起・発光はどうして行われるの？

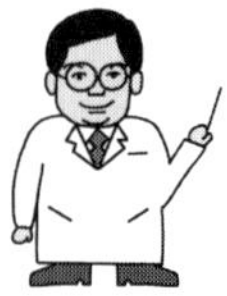

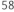

有機シンチレータの励起・発光は次のようにして行われるよ。

- 常温（0.025 eV 程度）にあるすべての有機分子は最低の基底準位（S_0）にある。
- 放射線のエネルギーを吸収すると、分子は種々の励起準位（S_1、S_2、S_3）に励起される。
- 非常に短い時間に、すべての励起準位から第 1 励起準位（S_1）の最低準位に遷移する。
- n 秒オーダの時間で基底状態（S_0）の各振動準位に遷移して蛍光を発する。

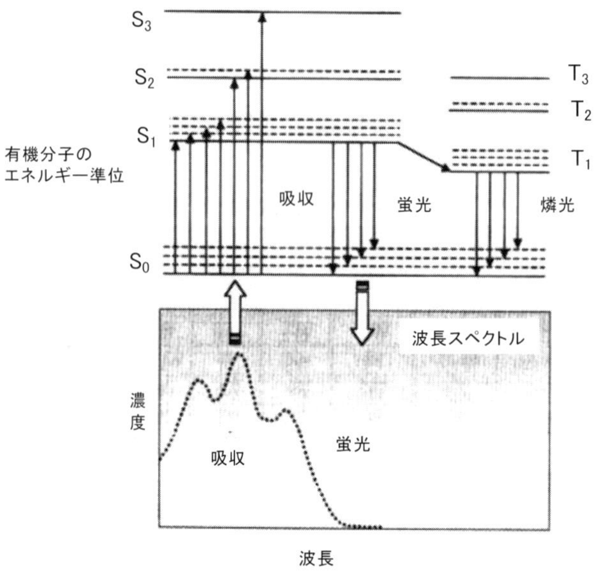

プラスチックシンチレータの特徴は何なの？

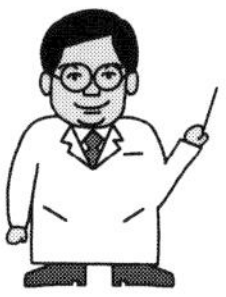

プラスチックシンチレータの特徴は次の通りだよ。
- 有機シンチレータの固溶体である。
- 液体シンチレータに比べて容器を必要としない。
- 感度はあまり高くない。
- 発光量はアントラセンよりも低く、減衰時間は短い。
- 減衰定数（2 ～ 3 ns 程度）が短く、同時または反同時測定や時間測定など高速レスポンスを必要とする測定に適している。
- 水素を多く含むので高速中性子の検出（反跳電子の検出）に適している。
- 任意の形状と寸法に加工できる。
- 水、空気、多種類の化学薬品と反応しないので、放射性試料と直接接触させて使用できる。
- 密度はほぼ 10^3 kg/m^3 である。
- 発光スペクトルのピークは 350 ～ 450 nm である。

ガスシンチレータの特徴は何なの？

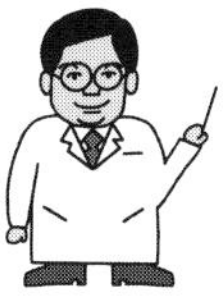

ガスシンチレータの特徴は次の通りだよ。
- 希ガスの混合ガスである。
- 原子の遷移の際に発光する。
- 希ガスの発光は紫外領域にあるので、窒素のような他種のガスを主要なガスに添加して波長シフタとして動作させる。
- きわめて減衰時間が短い。
- ガスに付与した MeV あたりの発光量は検出粒子の電荷と質量にほとんど依存しない。
- γ 線の検出効率はきわめて小さい。

光電子増倍管の特徴は何なの？

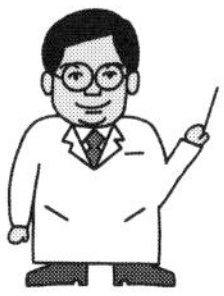

光電子増倍管の特徴は次の通りだよ。光電子増倍管には様々な形状があるよ。
- 外部からの光により光電面から放出した光電子流を二次電子増倍作用で増倍する機構を持つ光電管である。
- 増倍率は 10^6 程度である。
- 光電陰極には、CsSb、AgMg などを用いることが多い。
- 波長域を広くし、感度を良くするためにバイアルカリ（Sb-K-Cs）を用いる。
- 光電子増倍管を作動状態にしておくと、光が全然入らなくても陽極にわずかな電流が流れる。これを暗電流という。光電陰極からの熱電子放出が原因である。
- 雑音の原因には、絶縁物の漏洩、残留ガスの励起などがある。
- 磁場の影響により、感度が変化する。これは、低エネルギーの電子が磁場でその軌道を曲げられるからである。

シンチレーション計数装置の構成はどうなっているの？

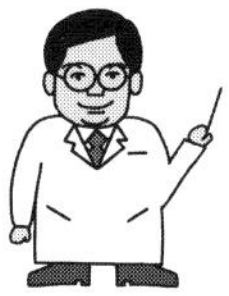

次の通りだよ。

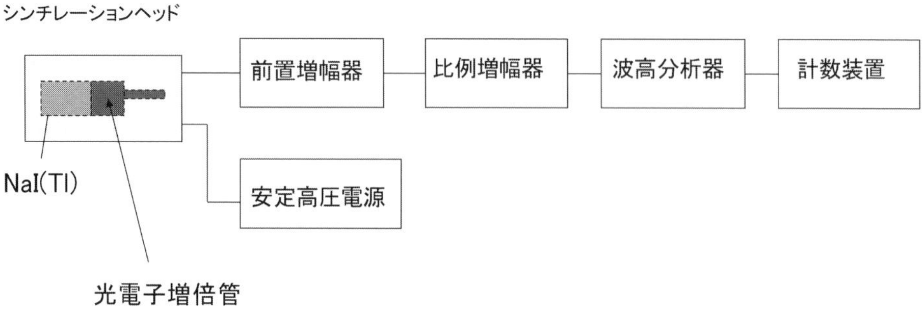

シンチレーションカウンタのキーポイントは何なの？

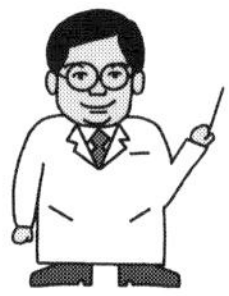

次の通りだよ。

シンチレーションカウンタ	化学物質	測定する放射線
無機シンチレータ（高原子番号）	NaI（Tl）（潮解性）	γ線
	CsI（Tl）	低エネルギーγ線、α線
	BGO	γ線
	ZnS（微結晶）	α線
	LiI（Eu）	中性子
	CaF_2（Eu）	β線
有機シンチレータ（低原子番号）	スチルベン	β線
	アントラセン	β線
	p-ターフェニル	β線
	PPO、PBO	β線
	液体シンチレータ	低エネルギーβ線
	プラスチックシンチレータ	高エネルギー電子、速中性子

- NaI（Tl）シンチレータには潮解性があるため、一方をガラス窓にした Al ケースに封入する。α線やβ線測定に向いてなく、γ線測定に適している。
- CsI（Tl）シンチレータはγ線やα線の測定に用いる。
- ZnS（Ag）シンチレータは結晶が不透明で厚くすることができないため、α線の測定に用いられる。
- LiI（Eu）シンチレータはγ線や熱中性子線の測定に用いられる。
- BGO シンチレータはγ線の測定に用いられるが、発光効率は NaI（Tl）シンチレータの 1/10 程度である。
- 液体シンチレータは低エネルギーβ線やα線、高速中性子線の測定に用いられる。

・プラスチックシンチレータはα線やβ線、高速中性子線の測定に用いられる。
・有機シンチレータは無シンチレータよりも発光減衰時間が短い。
・液体シンチレータは、トルエンやキシレンなどの溶媒と発光体である PPO などの第 1 溶質と POPOP などの第 2 溶質からなる。第 2 溶質は波長シフタと呼ばれる。
・液体シンチレータの欠点としてクエンチングがある。
・クエンチングの種類には、化学クエンチング、酸素クエンチング、色クエチング、濃度クエンチングがあり、計数効率を低下させる原因となっている。
・クエンチングの補正法には、効率トレーサ法、外部標準線源チャネル比法、外部標準線源法、内部標準線源法、試料チャンネル比法がある。

【問題 17】 液体シンチレーション検出器について正しいのはどれか。2 つ選べ。

1. ^{32}P 測定はできない。
2. 同時計数回路を有する。
3. 2 本の光電子増倍管が用いられている。
4. 光電子増倍感とシンチレータとが密着する。
5. ^{3}H 試料は 90%以上の計数効率で測定できる。

【解説 17】

1. ^{32}P 測定はできない。 → ×
2. 同時計数回路を有する。 → ○
3. 2 本の光電子増倍管が用いられている。 → ○
4. 光電子増倍感とシンチレータとが密着する。 → ×
5. ^{3}H 試料は 90%以上の計数効率で測定できる。 → ×

2）熱ルミネッセンス線量計

熱ルミネッセンス線量計とは何なの？

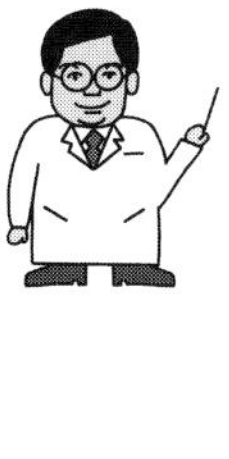

熱ルミネッセンス線量計は、ある種の物質を放射線で照射した後、その物質を加熱すると光が放出される。その光を利用する線量計だよ。
この発光現象を熱ルミネッセンス（thermoluminescence）というのだよ。
発光量が線量に比例することを利用した測定器を熱ルミネッセンス線量計または熱蛍光線量（TLD）と呼ぶのだよ。

熱ルミネッセンス線量計の原理はどんななの？

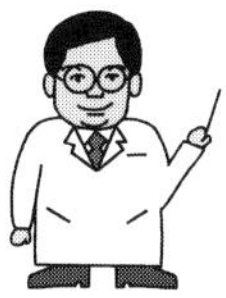

熱ルミネッセンス線量計は放射線照射と加熱が関係しているよ。

- 放射線を TLD の素子に照射すると、電子・正孔が形成される。
- 電子は励起され価電子帯から伝導帯へ上がり、結晶の格子欠陥部分などに相当する捕獲中心の一つに捕獲される。
- 正孔も結晶中を移動するうち電子と似た過程で捕獲される。
- 伝導帯とその下にある捕獲エネルギー準位間、および価電子帯とその上の捕獲エネルギー準位間のそれぞれのエネルギー差が十分大きい場合は、捕獲された電子、正孔が常温で移動する確率は小さい。
- TLD を加熱して、ある一定の温度までもち上げると、捕獲中心にあった電子（正孔）はエネルギーを得て再び自由になり、電子と正孔は再結合する。このとき光子（熱蛍光）を放出する。
- 光子の総数は放射線で発生した最初の電子・正孔対の数、すなわち放射線量に比例するので、TLD 素子に照射した線量は加熱による発光量の測定から評価できる。

熱ルミネッセンス線量計の素子とはなぁ～に？

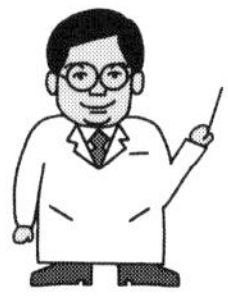

熱ルミネッセンス線量計の素子は無機物に微量の他の元素を添加して作る結晶だよ。
熱蛍光物質は粉末として細いガラス管に封入、または耐熱性の高いバインダに混合されているよ。
特徴は次のとおりだよ。

- 素子には、$Li_2B_4O_7$:Cu、LiF:Mg、$CaSO_4$:Mn、$CaSO_4$:Tm、BeO:Na、CaF_2（自然）、CaF_2:Mn、Mg_2SiO_4:Tb がある。
- 素子母材による光電効果は原子番号（Z）に大きく依存（Z^5）する。
- TLD 素子の波長は 3,000 ～ 6,000 Å の範囲にある。
- 蛍光強度を温度、または時間の関数として描かれた曲線をグロー曲線という。
- TLD 素子の主ピーク 200℃付近にあり、グロー曲線は加熱速度によって変化する。
- 感度は単位線量あたりの蛍光量で表され、TLD 素子の特性と TLD 読取り装置の特性の組み合わせで決まる。
- 蛍光量は照射線量に比例するのがよいが、実際には低線量で蛍光量は線量にほぼ比例する。ある線量以上になると非直線性となる。
- 線量率依存性は良く、10^{10} Gy/min まで変わらない。
- TLD 素子の応答は光子エネルギーで異なる。
- TLD 素子は ^{60}Co や ^{137}Cs などの γ 線で校正される。
- 空気の実効原子番号（7.64）より大きい実効原子番号の TLD では、同一線量に対して低エネルギー領域で大きな値を示す。
- 実際の使用では、素子フィルタにフィルタ物質（鉛と錫の合金など）を入れて低エネルギー光子の一部を減衰させ、エネルギー依存性を小さくして使用する。

・生成した捕獲中心の一部が常温で自然に消滅してしまう現象をフェーディングという。
・低温度にピークがある蛍光体では、照射直後はフェーディングが激しい。
・素子は強い可視光に曝すと TLD 素子の蛍光量が減少する。

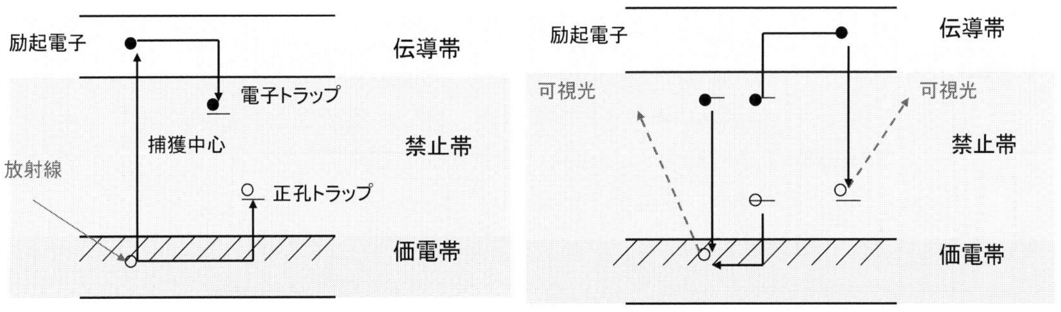

放射線照射　　　　加熱

【問題 18】 TLD 素子として用いないのはどれか。

1. LiF
2. GaAs
3. CaF_2(Mn)
4. $CaSO_4$(Tm)
5. Mg_2Sio_4(Tb)

【解説 18】

1. LiF → ○
2. GaAs → ×
3. CaF_2(Mn) → ○
4. $CaSO_4$(Tm) → ○
5. Mg_2Sio_4(Tb) → ○

3) 蛍光ガラス線量計

蛍光ガラス線量計とは何なの？

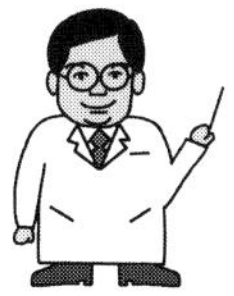

蛍光ガス線量計は蛍光ガラス線量計とは銀活性化リン酸ガラスを用いた線量計だよ。
ある種の銀活性化リン酸ガラスへの放射線照射で生じる電子と正孔の捕獲による蛍光中心にレーザ光を照射し、蛍光を読み出し、発光量を線量に変換するのだよ。

蛍光ガラス線量計の原理はどうなの？

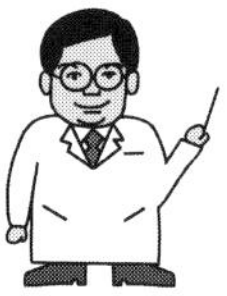

蛍光ガラス線量計の原理は次の通りだよ。

・放射線エネルギーが銀活性化リン酸ガラス中で吸収され、多くの電子と正孔が生成する。
・電子はガラス構造中の Ag^{+} に捕獲されて、安定な蛍光中心 Ag^{0} が生成する。
・正孔は PO_4 四面体に捕獲された後、Ag^{+} に移行して安定な蛍光中心 Ag^{++} が生成する。
・放射線照射後も蛍光中心は時間とともに増加する。
・素子を加温するか、照射後 1 日経過して読み取る。

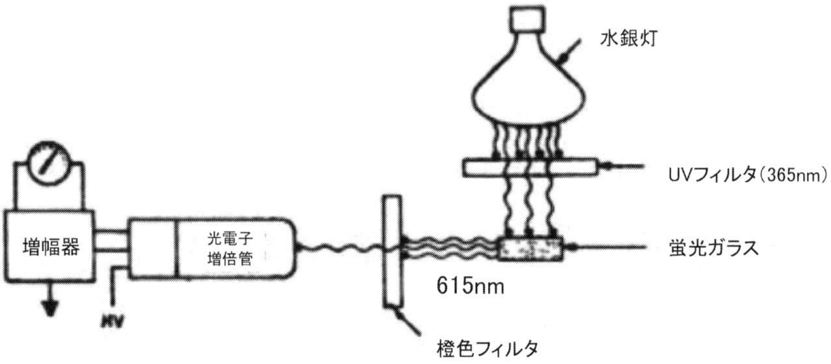

蛍光ガラス線量計の特徴とはなぁ～に？

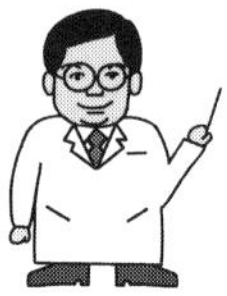

蛍光ガラス線量計の特徴は次の通りだよ。

・感度が高い（TLD と同程度）。
・測定線量の範囲が広い（数 μSv ～ 10 Sv）
・フェーディングがほとんどない。
・小型、軽量である。
・繰り返し読み取りが可能である。
・アニーリング後、再使用ができる。

【問題 19】 蛍光ガラス線量計で誤っているのはどれか。

1. フェーディングがある。
2. アニーリング後、再使用できる。
3. 銀活性化リン酸ガラスを用いる。
4. 蛍光中心にレーザ光を照射する。
5. ガラスの中で電子と正孔が生成される。

【解説 19】

1. フェーディングがある。 → × ほとんどない
2. アニーリング後、再使用できる。 → ○
3. 銀活性化リン酸ガラスを用いる。 → ○
4. 蛍光中心にレーザ光を照射する。 → ○
5. ガラスの中で電子と正孔が生成される。 → ○

4）OSL 線量計

OSL 線量計とはなぁ～に？

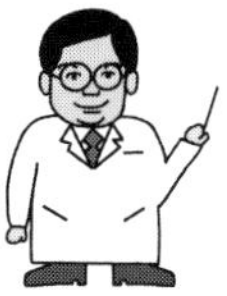

OSL 線量計とは炭素を添加した酸化アルミニウム（α -Al_2O_3:C、人工サファイア）を用いた光刺激ルミネッセンス利用した線量計だよ。

・酸化アルミニウムは放射線エネルギーを吸収すると、電子は格子欠陥に捕捉されて準安定状態になる。

・レーザ光を照射することで蛍光（波長 420 mm）を発する。

OSL 線量計の原理はなぁ～に？

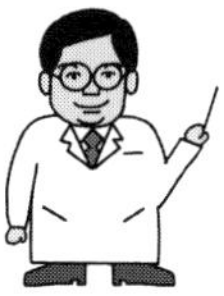

OSL 線量計の原理は次の通りだよ。

・炭素を添加した酸化アルミニウム（α -Al_2O_3:C 人工サファイア）は放射線エネルギーを吸収すると、電子が格子欠陥に補足されて準安定状態になる。

・ここにレーザ光（波長 532 nm）を照射すると蛍光（波長 420 nm）が生じる（OSL）。

・蛍光の減衰定数には、33 ms と非常に長い成分があり、パルスレーザによる光刺激と測定する蛍光の時間をずらしたり、レーザ光の波長と蛍光の波長をずらすことによって OSL を測定する。

OSL 線量計の特徴はなぁ～に？

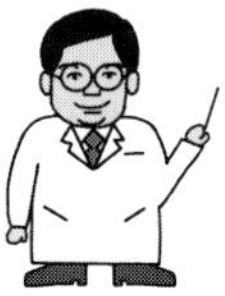

OSL 線量計の特徴は次の通りだよ。

・感度が高い。

・測定線量の範囲が広い（10 μSv ～ 10 Sv）

・エネルギー特性が良い。

・フェーディングが小さい。

・信号の減衰はほとんどない。

【問題 20】　OSL 線量計で誤っているのはどれか。

1. 信号の減衰はない。
2. フェーディングが大きい。
3. 測定線量の範囲が広い。
4. 酸化アルミニウムを用いる。
5. 光刺激ルミネッセンス利用している。

【解説 20】

1. 信号の減衰はない。　→ ○
2. フェーディングが大きい。　→ ×　小さい
3. 測定線量の範囲が広い。　→ ○
4. 酸化アルミニウムを用いる。　→ ○
5. 光刺激ルミネッセンス利用している。　→ ○

5）イメージ管

イメージングとはなぁ〜に？

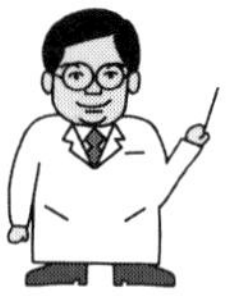

放射線や放射能の空間分布（二次元）を測定するイメージング（imaging）には、測定する放射線の種類とエネルギー、放射線強度、解像度、測定対象物のサイズおよび検出器との位置関係に応じて、様々な検出器が使用されているよ。

・信号を蓄積する検出器
　X 線フィルム、イメージングプレート
・リアルタイム信号を使う検出器
　X 線イメージ検出器

イメージングプレートとはなぁ〜に？

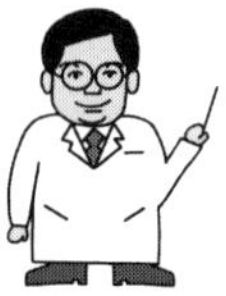

・ある種の蛍光体微粒子をバインダと混ぜてポリエステルフィルムに均一に塗布（〜150 μm）したものだよ。
・放射線の照射によって蛍光体中に作られて発光中心がレーザ光によって励起されて発光する。この現象を輝尽性発光（PSL）という。
・蛍光物質：BaFBr:Eu^{2+}、BaFI:Eu^{2+}、RbBr:Tl^{+}などを X 線、γ 線、α 線、β 線の測定に使用する。
・中性子用 IP は、蛍光物質に ^{6}Li や ^{10}B、またはガドリニウムなどの化合物粉末を混合する。

イメージングプレートの発光中心の過程はなぁ～に？

イメージングプレートの発光中心の過程は次の通りだよ。

- 電離粒子の電離作用によって多くの電子と正孔が作られる。
- 電子は伝導帯に励起される。
- 一部の電子は Eu^{3+} と直ちに再結合して励起状態から光を放出して基底状態に戻る。
- 一部の電子は不純物（F）に捕獲されて準安定状態の F 中心（1.0 ～ 2.5 eV）を形成する。
- 正孔を捕獲した活性体は Eu^{3+} の基底状態になる。

イメージングプレートの読み取りはどうするの？

イメージングプレート（IP）の読み取りは次の通りだよ。

- IP から画像を読み取るには、細かく絞ったレーザ光線で IP 表面をスキャンして行う。
- He-Ne レーザ光（波長 = 633 nm、～ 2 eV）の刺激によって電子は伝導帯に励起される。
- 電子は Eu^{3+} に捕獲される。
- 励起状態の Eu^{3+} は、ただちに PSL 光（波長：390 nm）を放出して基底状態になる。
- IP は He-Ne レーザ光でスポット状に照射され、生じた光輝尽発光は集光ガイドを通って光電子増倍管（PMT）で検出される。
- 信号の強さはデジタル変換され、コンピュータの目盛に記録される。
- 読み取りが終わった IP は紫外線の照射によって残っている信号を消去して、再使用できる。

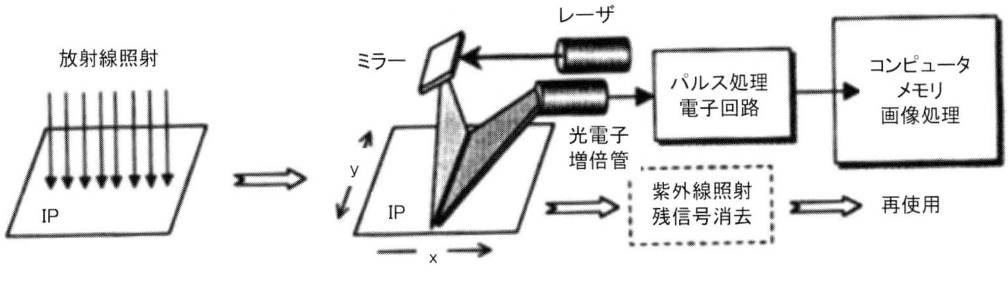

イメージングプレートの特徴はなぁ～に？

イメージングプレートの特徴は次の通りだよ。

- 感度は高い。
- 放射線の露出時間、または線源の放射線強度を大幅に低減できる。
- ダイナミックレンジが 5 桁以上と広い（X 線フィルム：2 桁）。

・線量または放射能の測定範囲が非常に広い。
・低～高線量の測定が一度にでき、適正画像が得られる。
・IP 信号はデジタル信号であるから、定量精度が高く、強度分布のカラー表示やデータ演算など画像処理が可能である。
・二次元の読取り分解能は X 線フィルムに比べてやや劣るが、現在市販されている装置では、画像のサイズは 25 ～ 200 μm である。
・データ量はイメージの面積に比例するので、画素サイズの 2 乗に逆比例してメモリ数が増加する。
・煩雑な現像処理が不要なため、迅速かつ容易に結果が得られる。明室操作が可能である。
・欠点として、フェーディングがやや大きい。
・個人被曝線量の測定のように、露出（または保存）が長時間にわたる測定では、信号が減衰して光輝尽性発光値と放射線の量との比例性が損なわれる。

イメージングプレートは何に利用されているの？

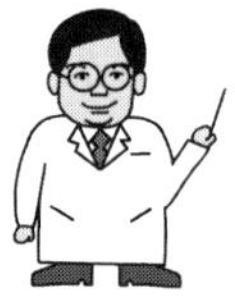

医療診断、非破壊検査、表面汚染検査、オートラジオグラフィ（ARG）、薄層クロマトグラフィ、放射線分布測定などに用いられているよ。

【問題 21】 イメージングプレートで誤っているのはどれか。

1. 輝尽性発光がある。
2. フェーディングがない。
3. He-Ne レーザ光で刺激する。
4. 非破壊検査に利用されている。
5. 蛍光物質には $BaFBr:Eu^{2+}$ がある。

【解説 21】

1. 輝尽性発光がある。 → ○
2. フェーディングがない。 → ×　やや大きい
3. He-Ne レーザ光で刺激する。 → ○
4. 非破壊検査に利用されている。 → ○
5. 蛍光物質には $BaFBr:Eu^{2+}$ がある。 → ○

蛍光ガラス線量計、TLD のキーポイントはなぁ～に？

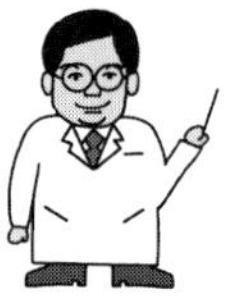

次の通りだよ。
・蛍光ガラス線量計
　繰り返し読み取りが可能で記録性に優れている。

X 線、γ 線のほかに熱中性子の線量も測定できる。
線量読み取りに赤色フィルタが使用される。
基準線量計での校正が必要である。

・TLD
・実効原子番号が大きな素子ほど感度のエネルギー依存性が大きい。
・測定可能な線量率および線量の範囲が大きい。
・基準線量計での校正が必要である。
・熱ルミネッセンス線量計は素子を加熱処理、蛍光ガラス線量計は素子に紫外線を照射、光刺激ルミネッセンス線量計は素子に可視光を照射することによって発光する。
・発光量は光電子増倍管で検出し、電気信号に変換する。発光現象を利用した検出器には光電子増倍管が必要である。発光量は吸収線量に比例する。
・熱ルミネッセンス線量計は繰り返し読み取ることはできないが、蛍光ガラス線量計や光刺激ルミネッセンス線量計は繰り返して読み取ることができる。
・熱ルミネッセンス線量計や蛍光ガラス線量計は加熱処理、光刺激ルミネッセンスは可視光を照射する。
・時間の経過とともに発光量が低下していく現象をフェーディングといい、蛍光ガラス線量計や光刺激ルミネッセンスはきわめて小さい。
・線量率依存性は小さい。
・グロー曲線は熱ルミネッセンス線量計の素子の特性を示し、横軸に加熱温度、縦軸に相対発光量をとったグラフである。
・熱ルミネッセンス線量計は機械的衝撃に弱く、素子の種類によってはトリボルミネッセンスがある。
・蛍光ガラス線量計にはプレドーズがあるため、照射後の値から差し引く必要がある。

c. 化学反応を利用した検出器

1）フィルムバッジ

フィルムバッジとはなぁ～に？

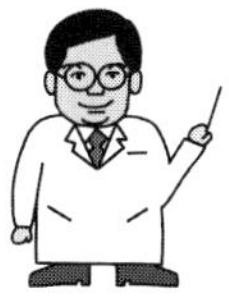

フィルムバッジは個人被曝線量測定に用いられていたよ。アルミニウム、プラスチックケースに入れて使用されていたよ。

フィルムバッジの特徴はなぁ～に？

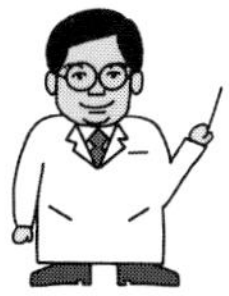

フィルムバッジの特徴は次の通りだよ。
・小型、軽量、機械的に堅牢、安価である。
・β 線、γ 線、高速中性子線の測定ができる。
・感度はあまり高くない。

・エネルギー特性があまり良くない。
・フェーディングが大きい。
・方向依存性が大きい。

2）化学線量計

化学線量計とはなぁ～に？

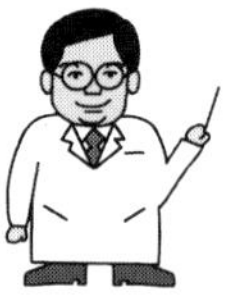

代用的なフリッケ線量計には、フリッケ線量計とセリウム線量計があるよ。
線量計は放射線のエネルギーを吸収することによって生じる化学変化を利用しているよ。
フリッケ線量計は、0.01 $MFeSO_4$ を含む 0.4 $MFeSO_4$ 溶液が放射線のエネルギーを吸収すると $Fe^{2+} \rightarrow Fe^{3+}$ となるか化学変化（酸化）が生じるので、その変化量を紫外線（305 nm）の吸収を利用して測定するのだよ。

　　フリッケ線量計　：　$Fe^{2+} \rightarrow Fe^{3+}$　　酸化作用

セリウム線量計は、0.004 $MCe(NH_4)(SO_4)_4$ の 0.4 MH_2SO_4 の溶液における化学変化を利用しているのだよ。

　　セリウム線量計　：　$Ce^{4+} \rightarrow Ce^{3+}$　　還元作用

1 個の化学変化で生じる平均エネルギーを G 値と呼んでいるよ。G 値は α 線や陽子線で小さく、β 線や γ 線では大きいよ。

化学線量計のキーポイントはなぁ～に？

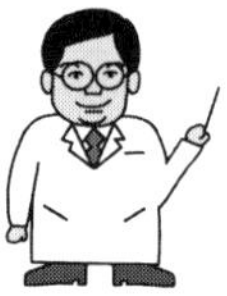

化学線量計は吸収線量の絶対線量測定が可能であり、フリッケ線量計やセリウム線量計があるよ。
フリッケ線量計は $Fe^{2+} \rightarrow Fe^{3+}$ の酸化反応、セリウム線量計は $Ce^{4+} \rightarrow Ce^{3+}$ の還元反応を利用しているよ。

【問題 22】　化学線量計で誤っているのはどれか。

1. セリウム線量計がある。
2. 線量が大きい場合に用いられる。
3. 個人被曝線量測定に用いられる。
4. $Fe^{2+} \rightarrow Fe^{3+}$ の酸化作用を利用する。
5. フリッケ線量計での G 値は 15.5 程度である。

【解説 22】

1. セリウム線量計がある。　→ ○
2. 線量が大きい場合に用いられる。　→ ○
3. 個人被曝線量測定に用いられる。　→ ×
4. $Fe^{2+} \rightarrow Fe^{3+}$ の酸化作用を利用する。　→ ○
5. フリッケ線量計での G 値は 15.5 程度である。　→ ○

d. その他の原理を利用した検出器

1）DIS 線量計

DIS 線量計とはなぁ～に？

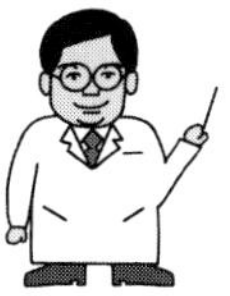

一種の電離箱と不揮発性半導体メモリ素子（MOSFET トランジスタ）で構成されているよ。
電荷積分方式の電離箱と原理は同じであるが、電荷を蓄積する部分が電離箱内に置かれたトランジスタだよ。
FET メモリ素子が電離箱内に密封されており、容器の内壁とフローティングゲート（集電極に相当）の間で電離箱が形成されているよ。
γ 線の場合は、壁表面で生じた二次電子が内部のガスを電離させ、その電荷は MOSFET のゲートに蓄えられるよ。

2）熱量計（カロリメータ）

熱量計とはなぁ～に？

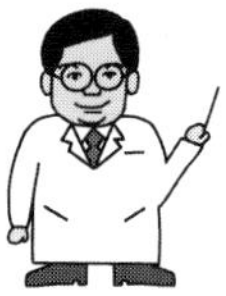

放射線のエネルギーが物質に吸収されると最終的に熱になるよ。
ヒートシンク内置かれた線源とそのダミー（同一条件を持つ非放射性試料の差動方式によって温度を測定するのだよ。
発熱量は放射線のエネルギーに依存するので、β 線の場合には、平均エネルギーの正確な値が必要であり、γ 線の場合には、放出される全エネルギーが温度検出セル内で吸収されなければならないのだよ。

3）固体飛跡検出器

固体飛跡検出器とはなぁ～に？

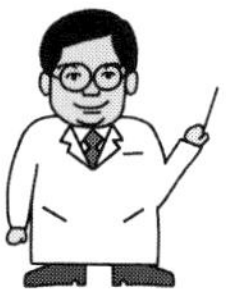

α 線や核分裂片（FP）などの重荷電粒子が固体に入射すると、その飛跡に沿って放射線損傷が生じるよ。
そのままでは観測できないが、KOH 溶液や NaOH 溶液などに浸して化学的あるいは電気化学的な腐食（エッチング）によって拡大すると、飛跡やエッチピット（穴）として光学顕微鏡で観測することができるよ。
写真乳剤と同じように、放射線の二次元または三次元の位置分布や飛程の観測ができるのだよ。

4）チェレンコフ検出器

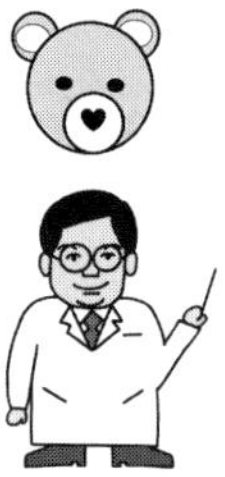

チェレンコフ検出器とはなぁ～に？

速度 v の電子が屈折率 n の物質中を通過する際、v ＞ c/n という条件が満たされるとき、光が放出される（チェレンコフ効果）よ。
例えば特性、水（n ＝ 1.34）の場合、チェレンコフ効果を起こす最低のエネルギーは 250 keV だよ。
チェレンコフ効果による発光は大変弱いので、約 1 MeV 以上の高エネルギーの β 線のみが測定できるよ。
チェレンコフ検出器には石英の入射窓を持つ光電子増倍管（PMT）が使用されるよ。
市販の液体シンチレーション測定装置を用いて水溶液中の高エネルギー β 線の測定に応用できるよ。
長所はシンチレータを用い水溶液を直接バイアルに入れて測定することができるので試料の調整がきわめて容易だよ。
化学クエンチングを考慮する必要はないよ。

【問題 23】　誤っているのはどれか。

1. 熱量計は絶対線量を測定する。
2. チェレンコフ検出器は α 線を測定する。
3. 固体飛跡検出器はエッチピットを光学顕微鏡で観測する。
4. DIS 線量計は不揮発性半導体メモリ素子を用いている。
5. セリウム線量計は $Ce^{4+} \rightarrow Ce^{3+}$ の還元反応を利用している。

【解説 23】

1. 熱量計は絶対線量を測定する。　→ ○
2. チェレンコフ検出器は α 線を測定する。　→ ×
3. 固体飛跡検出器はエッチピットを光学顕微鏡で観測する。　→ ○
4. DIS 線量計は不揮発性半導体メモリ素子を用いている。　→ ○
5. セリウム線量計は $Ce^{4+} \rightarrow Ce^{3+}$ の還元反応を利用している。　→ ○

チェレンコフ検出器は約 1 MeV 以上の高エネルギーの β 線の測定に利用できる。

5）サーベイメータ

5-1）電離箱サーベイメータ

電離箱サーベイメータとはなぁ〜に？

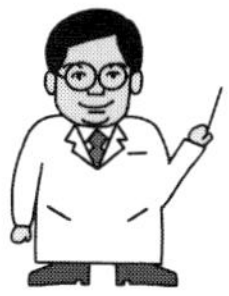

次の通りだよ。

- 放射線モニタリングのサーベイメータとして使用する。
- 通常数 100 cm^3 の空気を封じ込んでおり、電池電源の電位計回路を用いて飽和電流を測定する。
- 壁は空気等価であり、プラスチック、あるいはアルミニウムから作られる。
- 電離箱の壁は、入射窓で著しく減衰しない程度の厚さである。
- それぞれ異なったエネルギー範囲のγ線、および最大線量を測定できるように設計されている。

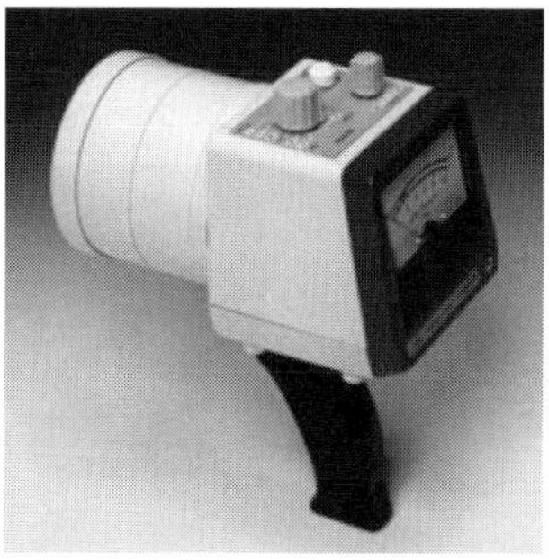

電離箱サーベイメータの原理はなぁ〜に？

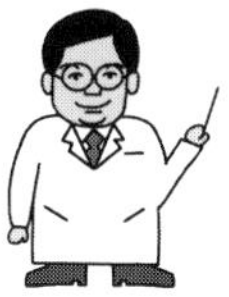

次の通りだよ。

- 荷電粒子（主に電子）、又は相互作用により生成した二次電子により電離箱内で空気が電離される。
- 電場の力により生成したイオン対が引き離され電流が生じる。
- バックグランドレベルでの電流は約 10^{-15}A である。
- この電離電流そのままでは、メータを振らすことはできない。
- 電子回路で増幅してメータを振らす。

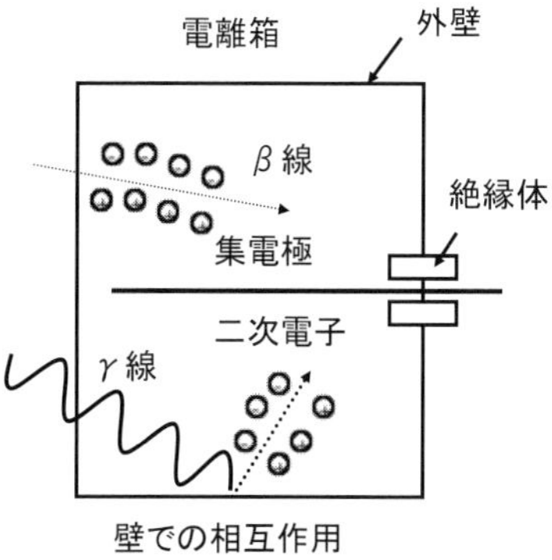

電離箱

5-2）シンチレーション式サーベイメータ

シンチレーション式サーベイメータとは何なの？

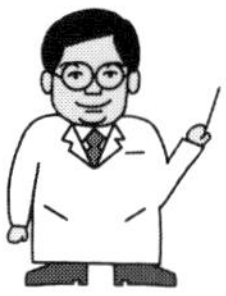

測定値は揺らぎ、計数値が n の時の誤差は$\sqrt{n/2\tau}$だよ。増加分の 63％になるまでの時間を時定数というよ。安定するためには時定数の 3 倍の時間が必要だよ。また、レンジスイッチの値により指示値の読みが違うので注意が必要であるよ。
シンチレーション式サーベイメータには、α 線用サーベイメータと γ 線用サーベイメータがあるのだよ。

- α 線用サーベイメータ
  使用する ZnS（Ag）シンチレータの厚さは非常に薄い（10 mg/cm^2 程度以下）ので、γ 線によるバックグランド計数はきわめて少ない。
- γ 線用サーベイメータ
  主に 1”Φ×1”の比較的小さな NaI（Tl）シンチレータが使われるが、γ 線に対する検出感度は電離箱や GM 管式サーベイメータに比べて最も高い。

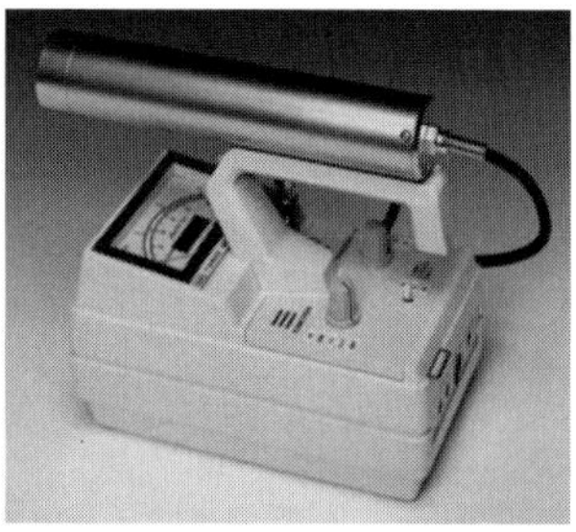

5-3）GM 式サーベイメータ

GM 式サーベイメータとはなぁ〜に？

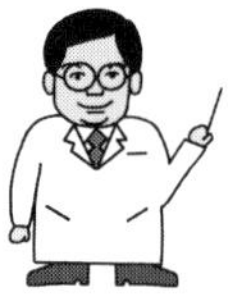

GM 式サーベイメータは次のようだよ。

- 衣服に付着した放射性物質から出る放射線（主に β 線）の数を検出する。
- 衣服などの汚染度を調べる。
- 単位は cpm（シーピーエム：カウント・パー・ミニット）が使われる。
- 簡単な電子回路で測定できるため安価である。
- 荷電粒子を 1 個の単位で測定できる。
- 測定はレートメータを用意
- 機械的に弱い点がある。

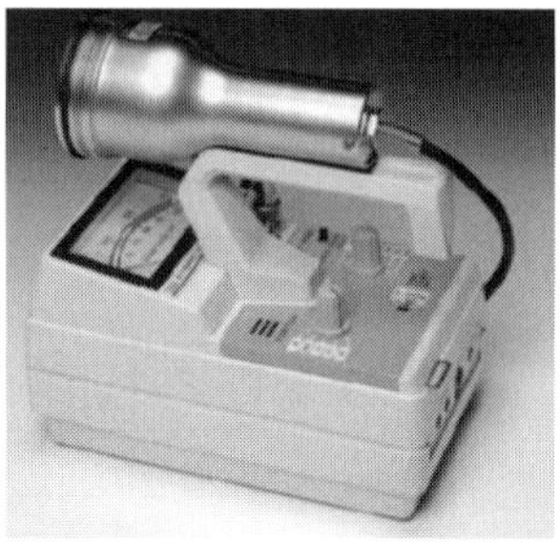

GM 計数管の測定原理とはなぁ～に？

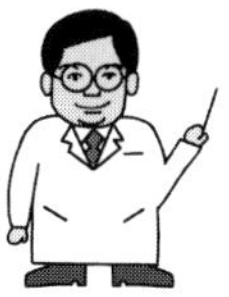

次の通りだよ。
・印加電圧を上げると芯線の近傍で放電が起きるようになる。
・電圧を調整することにより 1 個のイオン対で信号を得られるようになる。
・GM 検出器の数え落としがある。

正味計数率から放射能面密度への換算はどうするの？

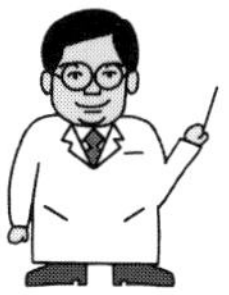

次式で表されるよ。

$$放射能面密度（Bq/cm^2） = \frac{正味計数率（min^{-1}）}{\{60\times（機器効率/100）\times S\times 線源効率\}}$$

例えば、検出器の入射窓面積（cm^2）を 19.6（cm^2）、線源効率 = 0.5、正味計数率：50 Count/min、機器効率（% /2 π） = 30（% /2 π）とすれば、放射能面密度は次のようになるよ。

$$\frac{50\,count/min}{\frac{60s}{min}\times\left(\frac{30}{100}\right)\times 19.6cm^2\times 0.5} = 0.283\ \mathrm{Bq/cm^2}$$

5-4）中性子サーベイメータ

中性子検出の核反応には何があるの？

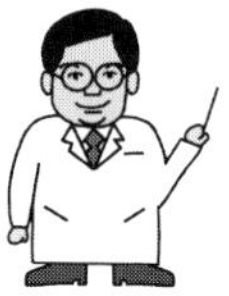

次の核反応があるよ。

$^{3}He（n, p）^{3}H$
$^{6}Li（n, \alpha）^{3}H$
$^{10}B（n, \alpha）^{7}Li$
$^{235}U（n, fission）$

中性子サーベイメータとはなぁ～に？

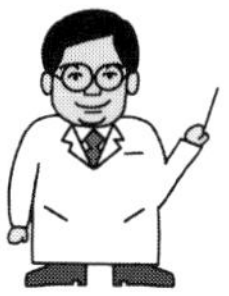

ロングカウンタ、He-3 カウンタがあるよ。
・ロングカウンタ
keV ～ MeV 中性子をモニタするための中性子検出器である。
ポリエチレン減速体の中心に BF_3 比例計数管を置いた検出器 keV ～ MeV 中性子エネルギー領域で検出効率がフラットに近い形にしており、中性子モニタを行うのに適している。
BF_3 比例計数管のまわりをパラフィンで覆うことで高速中性子を減速させて測定する。

・He-3 カウンタ

比例計数管の中に ^{3}He（天然の存在比は 0.0137%）の高濃縮ガスが充填されており、^{3}He（n, p）^{3}H の核反応で生じる高速の陽子（p）と三重水素核（^{3}H）の電離作用によってパルス信号が作られる。この核反応の Q 値は 0.765 MeV である。

各反応で生じる荷電粒子（原子と ^{3}H 原子核）の合計の運動エネルギーは、E = En + 0.765 MeV で、E に比例したパルス信号が得られる。

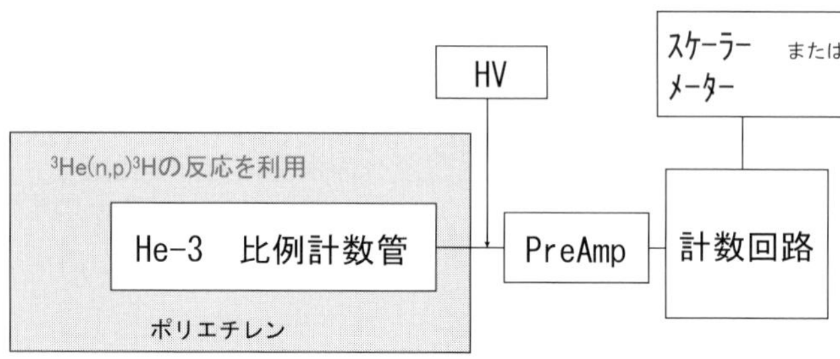

【問題 24】 サーベイメータで誤っているのはどれか。

1. GM 式サーベイメータは主に α 線を測定する。
2. 中性子サーベイメータにはロングカウンタがある。
3. 中性子サーベイメータは BF_3 比例計数管を用いる。
4. 電離箱サーベイメータの入射壁材は空気等価物質である。
5. γ 線用シンチレーション式サーベイメータには NaI(Tl) シンチレータが使われる。

【解説 24】

1. GM 式サーベイメータは主に α 線を測定する。 → × β 線
2. 中性子サーベイメータにはロングカウンタがある。 → ○
3. 中性子サーベイメータは BF_3 比例計数管を用いる。 → ○
4. 電離箱サーベイメータの入射壁材は空気等価物質である。 → ○
5. γ 線用シンチレーション式サーベイメータには NaI(Tl) シンチレータが使われる。 → ○

B. 計測装置の特性

a. 計測装置の構成回路とその特性

計測装置の構成回路とはなぁ〜に？

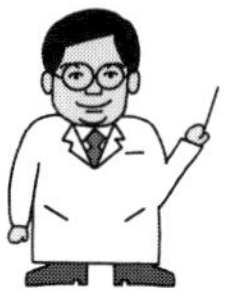

放射線エネルギー測定には電気回路によるエネルギースペクトルメータが一般的であるが、これにはシングルチャンネル波高分析回路、またはマルチチャンネル波高分析回路が使用されているよ。

検出器中で放射線が失ったエネルギーの大きさと検出器の出力信号の大きさが比例関係にあることを利用し、出力パルスの波高値を分析することでそのエネルギーを測定するのがスペクトロメータだよ。スペクトロメータの主要部は波高分析回路だよ。

・シングルチャンネル波高分析回路

時間的な効率が悪い。

粒子フルエンス率が一定の放射線のエネルギースペクトルの測定はできるが、粒子フルエンス率が時間変動する場合には、エネルギースペクトルの測定は不適当である。

測定が終了しないとスペクトル全体の形は見えない。

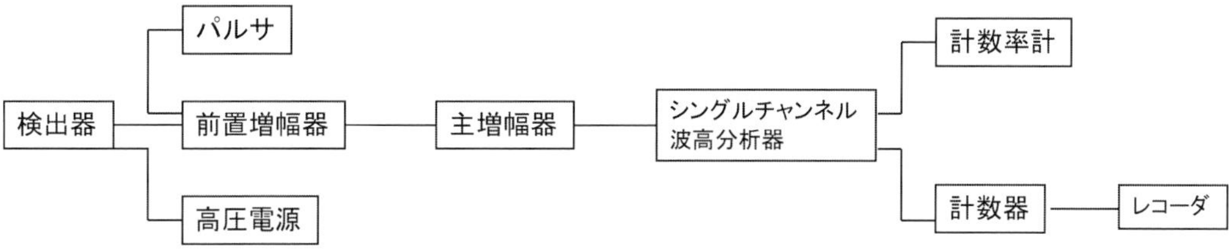

・マルチチャンネル波高分析回路

全波高値を同時に測定を行うので効率の良い測定ができる。

測定中にエネルギースペクトル全体が画面上に表示されるので、スペクトルを観察しながら測定系の増幅度の調整も可能である。

測定時間が clock time と live time で表示されるので、live time でスペクトルを規格化すると、分析回路の不感時間による数え落しの補正はしなくてよい。

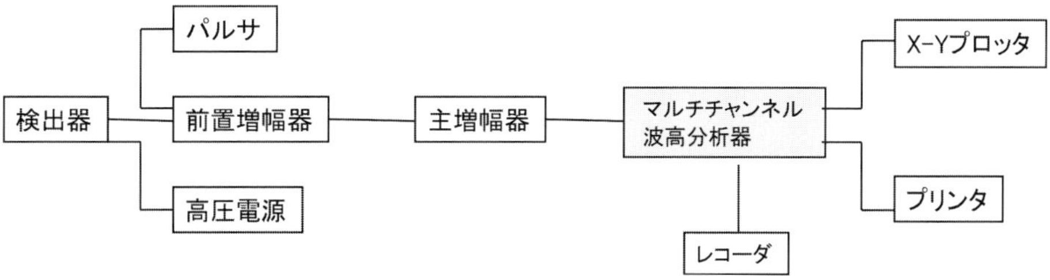

b. 放射能測定

GM 計数管による放射能測定はどうするの？

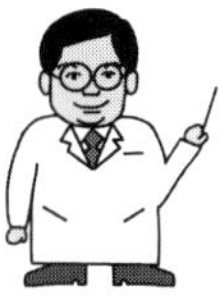

次のようにして行うよ。
・放射能の測定値は相対的な計数率から絶対値を知る必要があるのだよ。
・GM 計数管の計数効率 M/S を求め、補正を行う必要があるのだよ。

$$\frac{S}{M} = f_g \cdot f_b \cdot f_w \cdot f_s \cdot f_\pi \cdot \varepsilon_\beta \cdot f_m$$

ここで、M は線源の放射能、S は計数率、f_g は幾何学的条件による係数、f_b は線源の後方散乱係数、f_w は線源の窓および空気の吸収に関する係数、f_s は線源の自己吸収係数、f_π は GM 係数装置の不感時間に関する係数、ε_β は計数管の内部計数効率（= 1）、f_m は多重計数に関する計数（= 1）である。

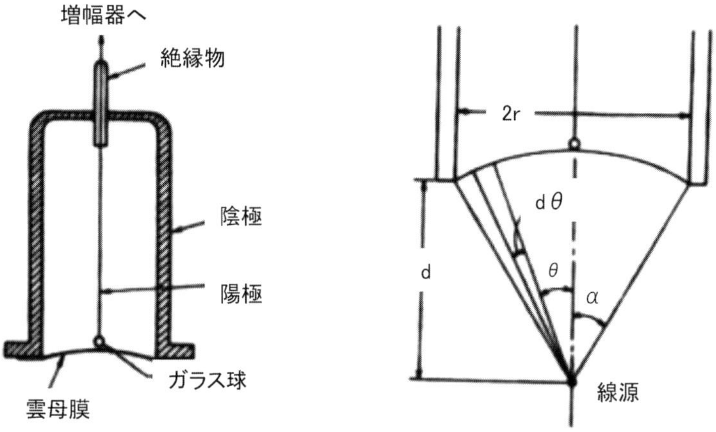

幾何学的条件による係数 f_g とはなぁ〜に？

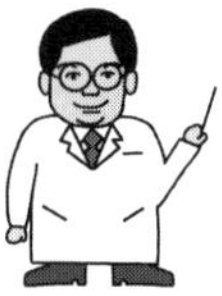

飽和する厚さはβ線の最大飛程の 1/5 ぐらいだよ。
幾何学的条件による計数効率は、計数管の円筒電極の径と、電極間と線源間の距離で決まるよ。また、コリメータが設置してあればコリメータの径と、線源コリメータ間の距離で決まるのだよ。

線源の後方散乱係数 f_b とはなぁ〜に？

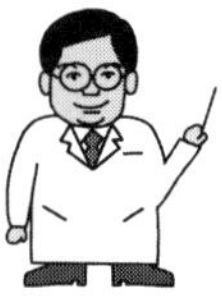

散乱体の厚さが厚くなると f_b は増加し、ある厚さ以上で飽和するよ。飽和する厚さはβ線の最大飛程の 1/5 ぐらいだよ。
後方散乱係数は散乱体の厚さとその原子番号および放出されるβ線のエネルギーによって変化するよ。この係数は 1 〜 2 の値をとるのだよ。

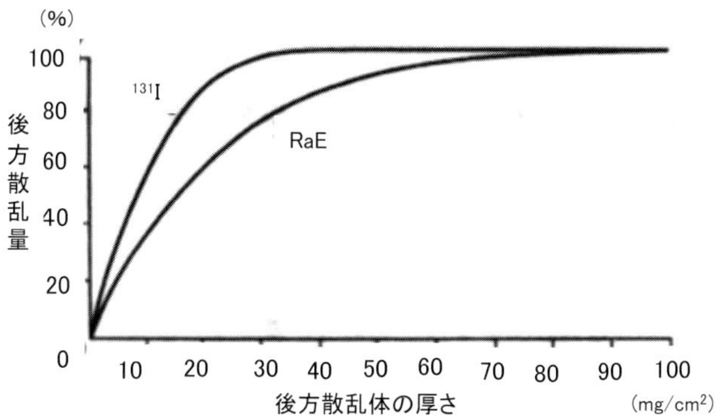

線源の窓および空気の吸収に関する係数 f_w とはなぁ〜に？

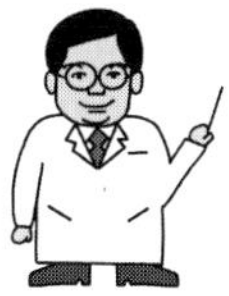

吸収体がないときの係数率は β 線の Al 板による吸収曲線を、吸収体の厚さの負の方向へ、窓および空気の厚さ dt だけ外挿してやり、その外挿したときの計数率で与えられるよ。この外挿によって求めた計数率と Al 板の厚さがゼロのときの計数率によって f_w は求められる。

$$f_w = \frac{n_0}{n_{next}} = e^{-\mu_m dt}$$

ここで、μ_m は片対数曲線での外挿直線の傾斜だよ。

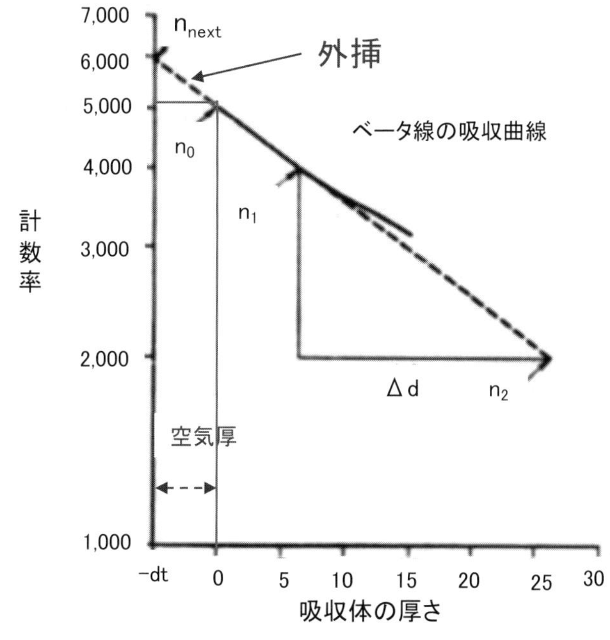

線源の自己吸収係数 f_s とは何なの？

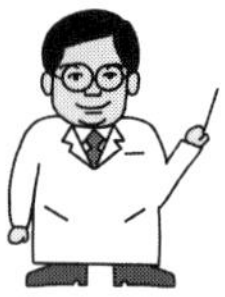

線源が有限の厚さを持つ場合、線源自体で放射線の吸収・散乱が生じ、計数管に入射する放射線の数が変化する。実際の測定では資料の厚さをできるだけ薄くして、自己吸収が無視できるようにしているよ。

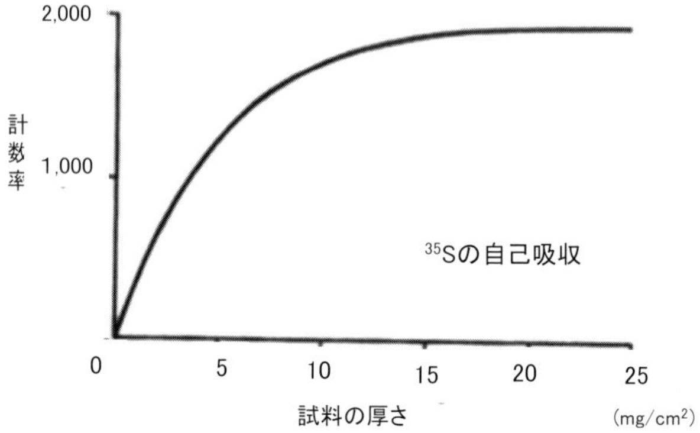

GM 計数装置の不感時間に関する係数 f_π とはなぁ〜に？

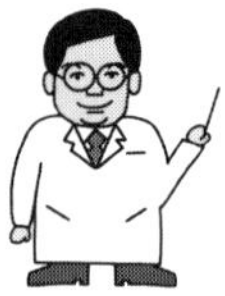

不感（分解）時間の測定法の代表的なものは 2 線源法だよ。2 線源法は、同じ程度の強度を持つ線源 2 個を 1 個ずつ測定した時の計数率の和と、2 個同時に測定したときの計数率の差から分解時間を測定するのだよ。

例えば、2 つの線源にそれぞれ 1、2 という番号をつける。線源 1 の真の計数率を R_1、線源 2 の計数率を R_2、線源 1＋2 の真の計数率を R_{12}、バックグランドの真の計数率を n_b とすると次式が成り立つよ。

$$R_1 + R_2 = R_{12} + n_b$$

ここで、r1、r2、r12、rb を線源 1、2、1＋2、およびバックグランドの実測の計数率とすると、分解時間 τ は次式で求まる。

$$\tau = \frac{r_1 + r_2 - r_{12} - r_b}{r_{12}^2 - r_1^2 - r_2^2}$$

分解時間に関する計数 f_π は数え落しを補正した真の計数率 R と、実際に測定した計数率 r との比で与えられる。

$$f_\pi = \frac{r}{R} = 1 - r\tau$$

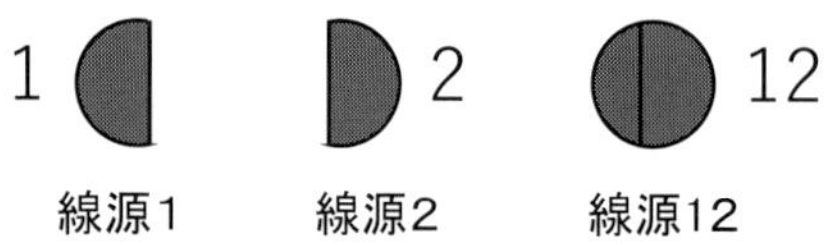

β - γ同時計数法による放射能測定はどうするの？

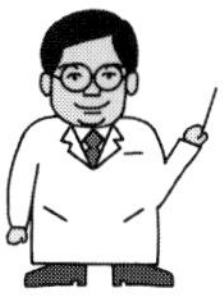

次の通りだよ。

・1回の崩壊あたりに2個（β線とγ線）以上の放射線を放出する場合、2つの放射線の同時計数を行うことにより試料の計数率を求めることができる。

・試料の計数率Aの計算

$$A = \frac{\gamma_\beta \gamma_\gamma}{\gamma_c}$$

ここで、γ_βはβ線の計数率、γ_γはγ線の計数率γ_c γ_cは同時計数の計数率である。

・試料の放射能は検出効率がわからなくても測定できる。

・γ線検出器はβ線の影響を完全に除去できるが、β線検出器はγ線も計数するので、このγ線による計数を差し引く必要がある。

GM管による放射能の相対測定とはなぁ～に？

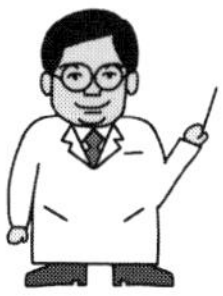

次の通りだよ。

・放射能が正確にわかっている標準線源を用いて、標準線源を測定したときの計数率と試料を測定したときの計数率の比から試料の放射能を決定する。

・標準線源は、目的とする試料の放射性核種と同じ標準線源を用いるのがよいが、実際的に難しい。

・標準線源は、RaDE標準線源が多く用いられる。銀板の上にRaDを電着したものである。

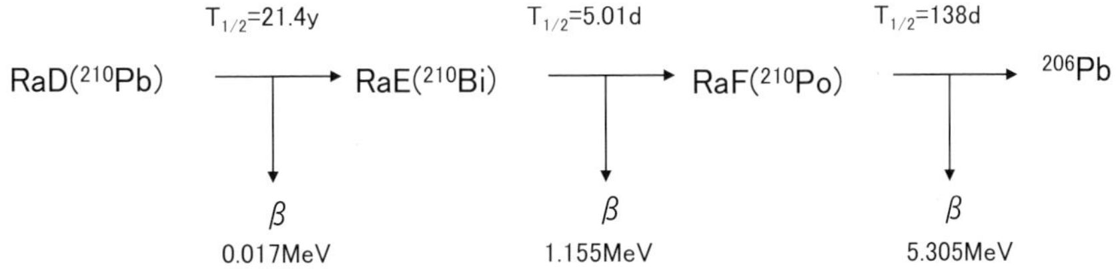

・標準線源には、U線源も用いられる。

シンチレーションカウンタによる放射能測定はどうするの？

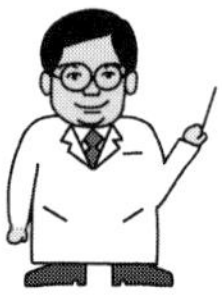

次の通りだよ。

・荷電粒子に対するシンチレーションカウンタの検出効率は、シンチレータの厚さが荷電粒子のシンチレータ中の飛程よりも大きければ100%と考えてよい。

・線源と検出器間の吸収体による吸収が無視できる場合には、検出効率は幾何学的な因子と線源での自己吸収で決まる。

・自己吸収が無視できるならば、幾何学的な効率のみで検出効率が決まる。

・電子の場合は、後方散乱、制動放射線によるエネルギー損失があるため、波高分析器の弁別電圧によって効率が大きく変化する。

・電子の場合は、プラスチックシンチレータのように低原子番号のシンチレータを用いるとその放射損失は少なくてすむ。

γ線の計数はどのようにして測定するの？

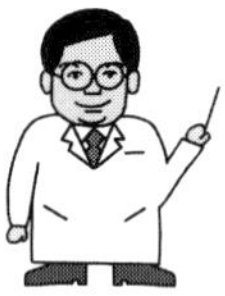

波高分布で計測するよ。計測には、積分計測法と微分計測法があるよ。波高分布のどの分布を計測するかで計数値は大きく変化するのだよ。

（積分計測法）

・計数率が大きく短時間で統計の良い測定ができる。

・バックグランドが大きい。

（微分計測法）

・特定のエネルギーのγ線のみを選択的に測定できる。

・計数率は小さく、測定時間は長い。

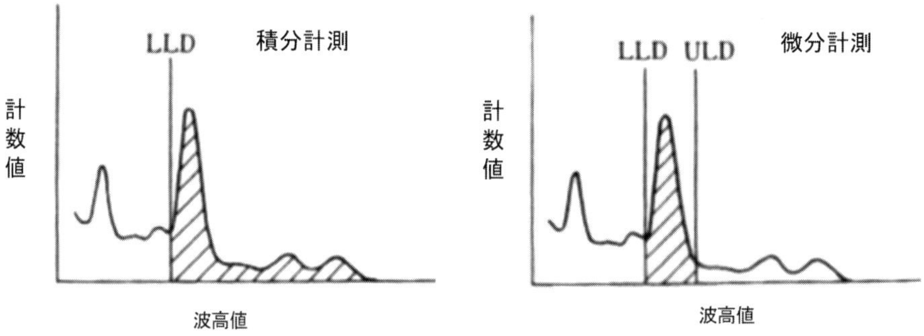

液体シンチレーションカウンタによる試料測定はどうするの？

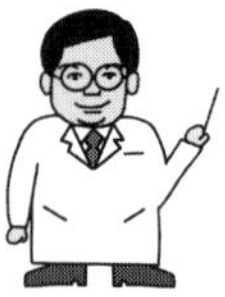

次のようにして行うよ。

・低エネルギーβ線を放出する ^{3}H、^{14}C やα線を放出する放射性同位元素の放射能を測定する場合には、飛程が短いことから、試料を検出器の内部に入れて測定することが可能な液体シンチレーションカウンタが利用される。

・検出器の窓などによる放射線の吸収散乱を考慮する必要がないので、4πカウンタとして放射能の絶対測定が可能である。

液体シンチレーションカウンタの試料測定の原理はなぁ～に？

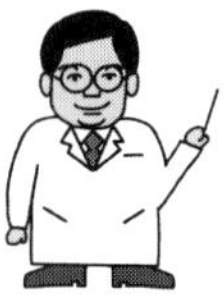

次の通りにして行うよ。

・計数装置

　二本の光電子増倍管を用いてシンチレータからの蛍光を同時計数する方法がとられる。

・検出器効率

検出効率はクエンチング現象に影響を受ける。クエンチング現象には化学クエンチング、色クエンチング、酸素クエンチング、濃度クエンチングがある。

・検出器効率の低下の補正法

内部標準線源法、チャンネル比法、外部標準チャンネル比法がある。

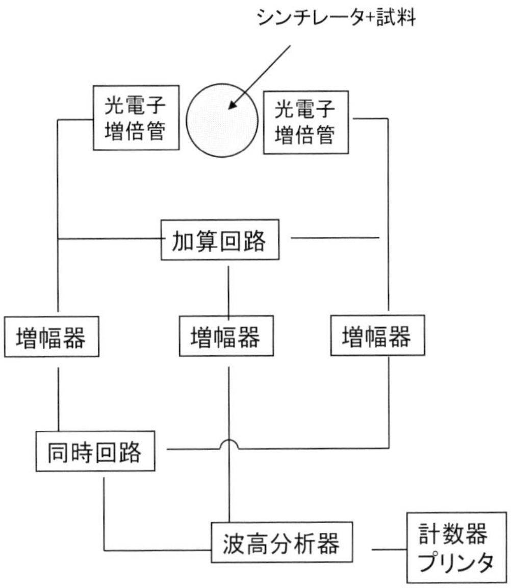

放射能測定のキーポイントを教えて！

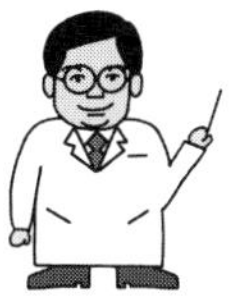

次の通りだよ。

・絶対測定法には、定位立体測定法、β - γ 同時測定法、ガスフー計数管や液体シンチレーション検出器を用いた方法がある。

・β - γ 同時測定法は β 線と γ 線を同時に放出する核種の測定に用いられ、β 線用検出器と相対的に配置し、同時計数回路に接続される。

・ガスフロー計数管を用いた方法の幾何学的効率は、2 π 型では 0.5、4 π 型では 1.0 である。

・液体シンチレーション検出器を用いた方法では、定位立体測定法で必要とした補正項目の大部分が省略されるが、クエンチングの補正が必要である。

・ウェル型 NaI（Tl）シンチレーション検出器を用いた試料の放射能測定では、溶液量、試料の位置、試験管の材質が異なることによって計数率が変化する。

・放射能を A（Bq）、正味計数率を N（cps）、計数効率を η とすると、次式が成り立つ。

$$A = \frac{N}{\eta}$$

・検出効率が 70％のウェル形シンチレーション検出器で 1 分間測定して 4,200 カウントを得た。放射能は何 Bq か。

$$A \times 0.7 = \frac{4200}{60}$$

$$A = 100\ Bq$$

・計数効率が 70％のウェル形シンチレーション検出器を用いてある。試料を 1 分間測定したところ 4220 カウントを得た。また BG の測定を 1 分間行ったところ 20 カウントであった。放射能は何 Bq か。

$$N = \frac{4220-20}{60} = 70\ cps$$

$$A = \frac{70}{0.7} = 100\ cps = 100\ Bq$$

c. エネルギー特性

放射線エネルギーの測定法とはなぁ～に？

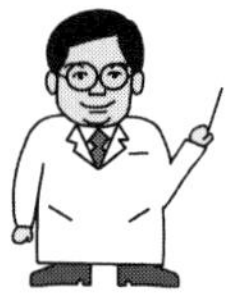

測定法には次の方法があるよ。

・放射線検出器から出力パルスの大きさを分析してエネルギーを求める波高分析による方法・荷電粒子の吸収曲線から粒子の飛程を求め、エネルギーと飛程の関係からエネルギーを求める方法

・減弱曲線から減弱係数を求め、エネルギーと減弱係数の関係からエネルギーを求める方法

・荷電粒子の磁場中の曲率半径からエネルギーを求める方法

・反応、現象の閾エネルギーを利用する方法

エネルギーの校正とはなぁ～に？

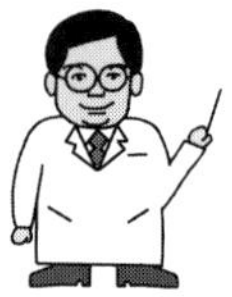

エネルギーの校正は次の通りだよ。

・スペクトルメータで測定できるのは波高値であり、エネルギーではない。

・同じエネルギーであっても、増幅回路の増幅度が変われば波高値が変わる。

・測定された波高値をエネルギーに換算するためには、エネルギーが既知でエネルギーの異なった放射線を少なくとも 2 種類測定すればよい。

・放射線エネルギーを E_1、E_2（$E_2 > E_1$）として、それに対応するピークのチャンネル数を n_1、n_2 とすれば 1 チャンネル辺りのエネルギー ΔE は次式で求められる。これをエネルギーの二点校正という。

$$\Delta E = \frac{E_1 - E_2}{n_1 - n_2}\ keV/\text{チャンネル}$$

・校正するエネルギーが広範囲にわたる場合は、二点校正では誤差も大きくなる。数点のエネルギーに対応するチャンネル数を測定し、その関係を適当な関数で近似するとよい。

エネルギー分解能とはなぁに？

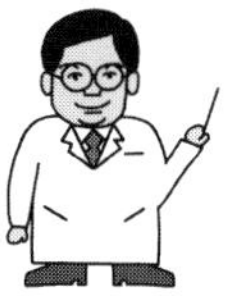

エネルギー分解能は次のようだよ。

・スペクトロメータの性能は、最終的にエネルギー分解能で評価される。

・エネルギー分解能は次のように表示される。

　・半値幅（FWHM）　または　1/10 幅の値（半導体検出器の場合）

　・パーセント（η）で表示（他の検出器）

$$\eta = \frac{\Gamma}{E} 100 \ (\%)$$

・エネルギー分解能に影響を及ぼす因子

　・1 つの信号あたりに検出器中に生じた荷電担体の数

　・検出器および測定回路の雑音

d. シンチレーションカウンタによる測定

1）重荷電粒子の測定

重荷電粒子の測定はどうするの？

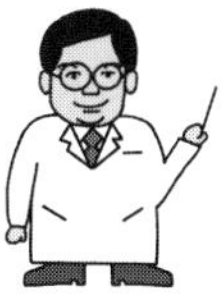

重荷電粒子の測定は次の通りだよ。

・重荷電粒子は無機、有機、ガス、どのシンチレータでも検出できる。

・高エネルギー陽子線の測定には大型の有機シンチレータが用いられる。

・α 粒子は ZnS を薄く光電子増倍管の窓面に塗布するだけで検出できる。

・一般に重荷電粒子の測定には無機結晶シンチレータ NaI（Tl）、CsI（Tl）が使用される。潮解性がないという使いやすさのため CsI（Tl）が多く用いられる。

・半導体検出器はエネルギー分解能が優れており、重荷電粒子の測定に用いられる。

・α 線の測定には不感層が薄い表面障壁型 Si 半導体が最適である。

・高エネルギーの陽子線には、表面障壁型では空乏層の厚さが不足するので、有効厚 500 μm 程度の高純度のゲルマニウム検出器を使用するのがよい。

2）電子線（β 線）の測定

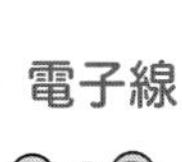

電子線（β 線）の測定はどうするの？

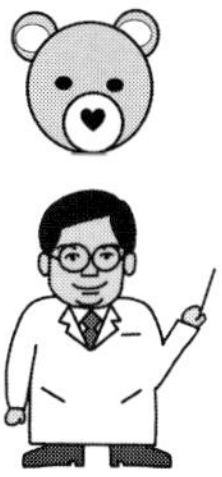

電子線（β 線）の測定は次の通りだよ。

・電子線の場合は、ほとんどのシンチレータでエネルギーと蛍光量が比例する。しかし、

100 keV 以下では比例関係が崩れる。
- 電子のエネルギーが高くなると、制動放射によるエネルギー損失が大きくなるので、γ線に対する吸収計数が大きく、大型のシンチレータを使用する必要がある。
- 有機シンチレータを用いると後方散乱による電子の損失を少なくできる。
- 低エネルギーのβ線（^{3}H:18.6 keV）の測定には液体シンチレータが広く利用される。
- いかにして信号とバックグランドの雑音と区別するかが重要になる。

3）γ線の測定

X線、γ線の測定はどうするの？

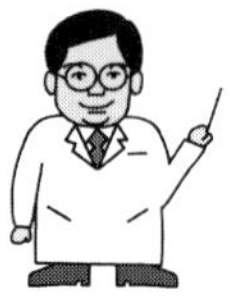

NaI（Tl）は原子番号が大きく、大きな吸収係数をもち、発光効率も良く、よく用いられているよ。

《光電効果》
- γ線エネルギーが 100 keV 以下での相互作用は光電効果である。
- 全エネルギーピークより低エネルギー側にもう一つのピークがであるが、これは KX 線がシンチレータから逃げ出すために現れるためである。エスケープピークと呼ぶ。

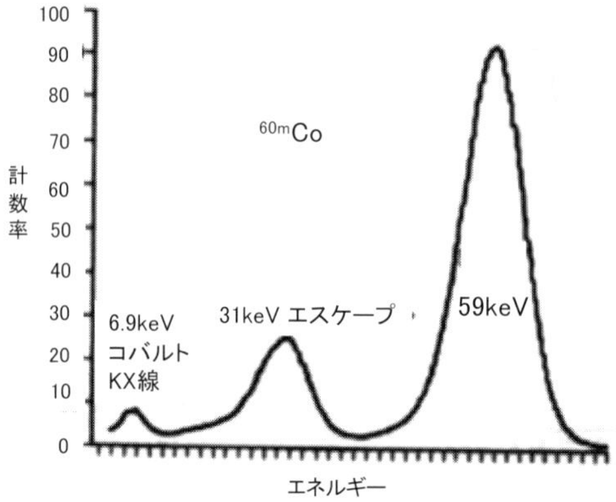

《コンプトン効果》
- 全エネルギーピークと、0 から E_r にわたって連続的分布するコンプトンテールと呼ばれる部分からなっている。

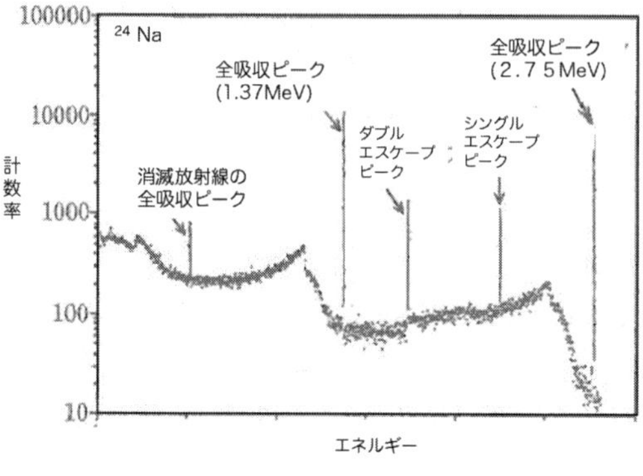

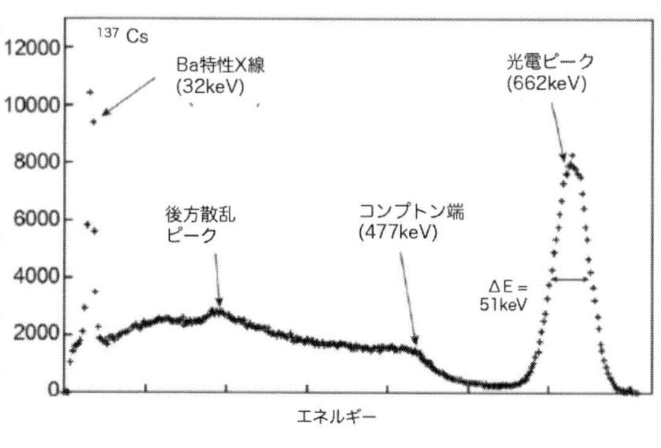

《電子対創生》

・電子対創生で生じた陽電子の消滅に伴う 0.511 MeV の光子が 2 個ともシンチレータで吸収されるか、1 個だけか、あるいは 2 個とも逃げ出すかによって 3 つのピークが現れる。そのピークの間隔は 0.511 MeV である。

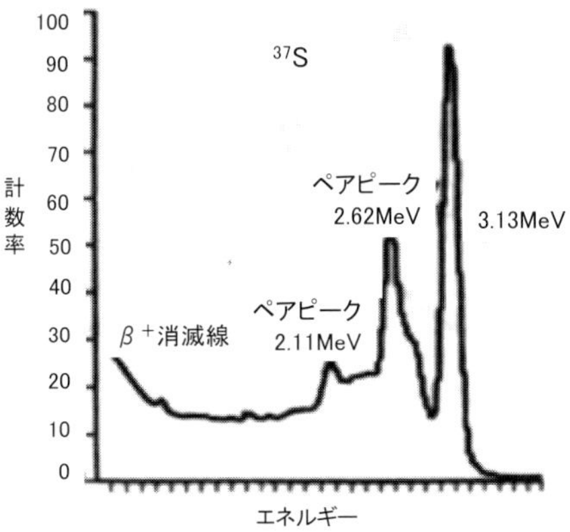

4）X 線の測定

X 線エネルギーの測定はどうするの？

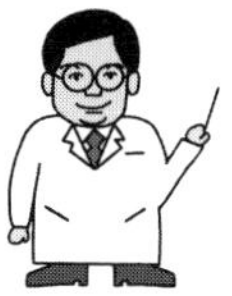

診断領域の X 線エネルギーの測定は次の通りだよ。

・診断領域の X 線はエネルギーが連続スペクトルを示すので、エネルギーの値としてどんな値をとって線質を表示するかは、γ 線のように容易ではない。
・X 線の線質を表すのに、一般的に半価層や実効エネルギーが用いられる。
・エネルギースペクトルはフィルタの厚さやその物質の原子番号によって変化する。
・物質の原子番号が大きく、厚さが厚くなると高エネルギーとなる。
・エネルギースペクトルの測定は困難であるので、透過力を半価層で表す。
・半価層から線減弱係数 μ を求め、この μ に相当する γ 線のエネルギーを求めて、それを実効エネルギーとする。
・吸収板の半価層（H）と質量減弱係数（μ_m）の関係

$$\mu_m = \frac{In2}{H}$$

・フィルタ（Z ＝ 29、ρ ＝ 8.93 g/cm^3）を使用して X 線の半価層を測定すると 0.30 mm であった。この X 線の実効エネルギーはいくらか。

半価層を面積重量になおすと

0.03 (cm) × 8.93 (g/cm^3) ＝ 0.27 (g/cm^2)

これから、質量減弱係数 μ_m は

$$\mu_m = \frac{In2}{0.27} = 2.6(g/cm^2)$$

下表から実効エネルギー E_{eff} は 50 KeV である。

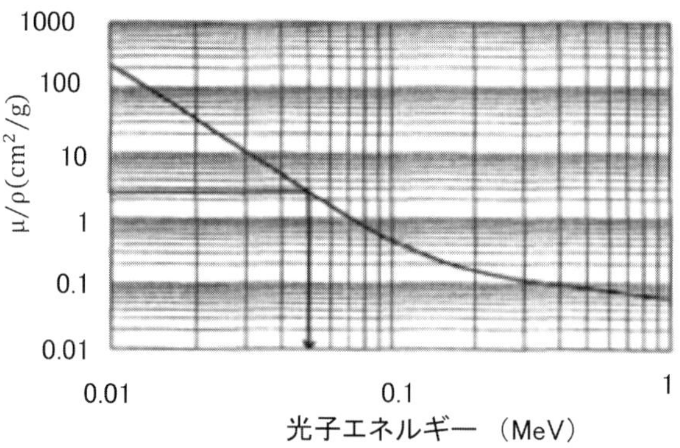

銅の質量減弱係数と光子エネルギーの関係

放射線エネルギー測定のキーポイントとはなぁ〜に？

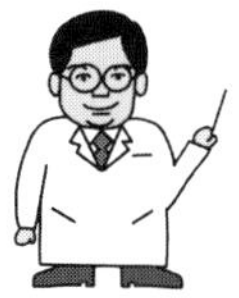

放射線エネルギー測定のキーポイントは次の通りだよ。

エネルギー測定	適・不適	計数管
γ線	適	NaI（Tl)、高純度 Ge、Ge（Li）
	不適	電離箱、GM 計数管、有機シンチレータ、微小結晶の検出器 (ZnS)
β線、電子線	適	有機結晶、プラスチックシンチレータ、Si（Li）検出器
	不適	NaI（Tl)、高純度 Ge 検出器、Ge（Li）検出器
α線	適	グリッド型電離箱、面障壁型 Si 検出器。ガスフロー比例計数管
	不適	入射窓の厚い検出器

・比例計数管のβプラトーで測定した値はβ線とα線の和の計数値である。
・低エネルギーβ線放出核種の放射能測定は液体シンチレーション検出器が最も適している。
・GM 計数管での放射能測定の検出効率は幾何学的効率、線源の自己吸収計数、後方散乱係数、窓・空気による吸収補正、数え落としの補正、検出効率が関与している。
・比較測定のときのβ標準線源は試料と同一各種でなくてもよいが、γ標準線源は試料と同一核種でなくてはならない。
・γ標準線源が試料と同一核種でなくてはならないのは、エネルギースペクトルが放射性同位元素によって異なるからである。
・β線用標準線源には RaDE、U 標準線源が多く用いられる。
・α線エネルギー測定には、表面障壁形半導体検出器、グリッド電離箱、ガスフロー型比例計数管、液体シンチレータなどがある。
・β線エネルギー測定には、Si（Li）半導体検出器、プラスチックシンチレータ、液体シンチレータなどがある。また、Al 吸収板を利用して最大エネルギーを求める方法がある。
・X 線やγ線エネルギー測定には、NaI（Tl)、BGO、Cs（Tl）などの無機シンチレータや高純度 Ge、Ge（Li）、CdTe などの半導体検出器がある。
・半導体検出器はシンチレーション検出器と比べてエネルギー分解能に優れている。
・半価層測定の幾何学的配置は、X 線管と測定器の距離を 100 cm、X 線管と吸収板の距離を 50 cm とする。半価層から入射 X 線の実効エネルギーを求めることができる。
・連続 X 線の線質に影響を与える因子には、管電圧、フィルタ、管電圧波形、ターゲット物質などがある。
・吸収体を厚くしていくと線質が硬くなるので、第二半価層の方が第一半価層よりも厚くなる。
・コンプトン端は、コンプトン散乱の結果、放出される散乱光子に関係する。

$$\mathrm{E_e} = \frac{E}{1+\frac{m_0c^2}{2E}}$$

ここで、E は入射 γ 線のエネルギー（MeV）、m_0c^2 は 0.511 MeV である。
・後方散乱ピークは、γ 線が遮蔽体などでコンプトン散乱した結果、放出した散乱光子に関係する。

【問題 25】 端窓型 GM 計数装置による放射能絶対測定に必要がないのはどれか。

1. 幾何学的効率の補正
2. イオン材結合の補正
3. 線源の自己吸収補正
4. 数え落としに関する補正
5. 試料台による後方散乱補正

【解説 25】
1. 幾何学的効率の補正 → ○
2. イオン材結合の補正 → ×
3. 線源の自己吸収補正 → ○
4. 数え落としに関する補正 → ○
5. 試料台による後方散乱補正 → ○

【問題 26】　端窓型 GM 計数管によるβ^-線源からの放射能測定の配置図を示す。線源から入射窓を見込む立体角のΩがπ /5 ステラジアン、正味の計数率が 100 cps であるときのβ^-線源の放射能（Bq）はどれか。

ただし、線源はβ^-を 100% 放出し、線源による自己吸収は無視できる。また、GM 計数管のβ^-線に対する検出効率を 1 とする。

1. 100
2. 159
3. 500
4. 1570
5. 2000

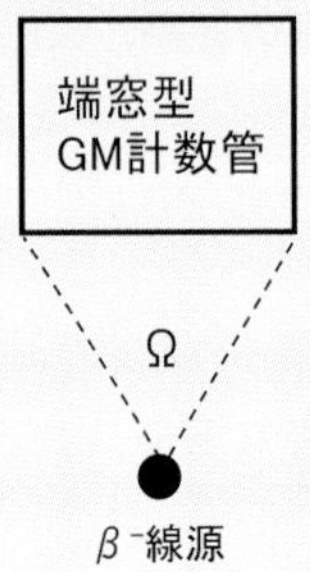

【解説 26】

1. 100　　→ ×
2. 159　　→ ×
3. 500　　→ ×
4. 1570　　→ ×
5. 2000　　→ ○

正味の計数率を利用し、放射能を求める。

$\pi/5 \ : \ 4\pi = 100 \ : \ x$

$x = 100 \times 4\pi \times 5/(\pi = 2000$ Bq)

4. 放射線計測技術

A. 線量計測

a. 放射線測定の分類

放射線測定の分類はどうなっているの？

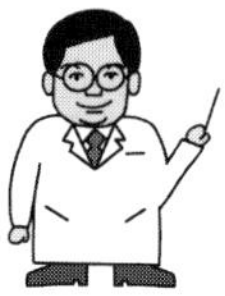

放射線測定は、その目的、種類、方法などによって分類されているよ。

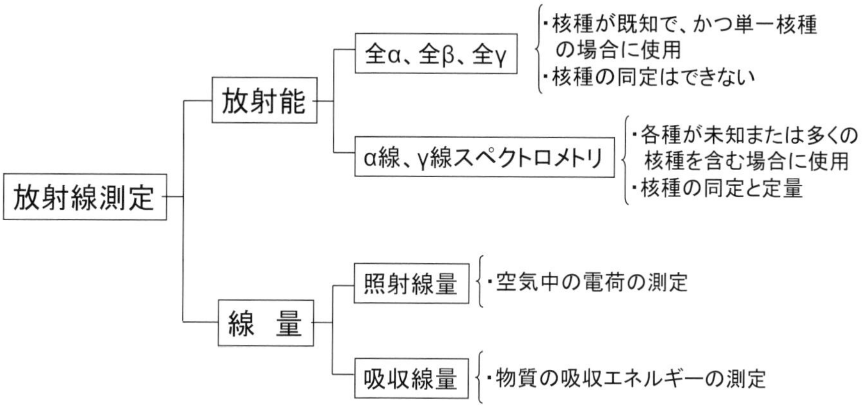

b. 照射線量

照射線量とはなぁ～に？

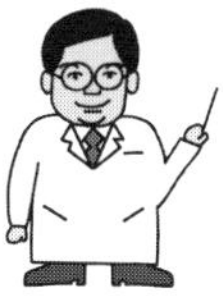

照射線量の単位は C/kg だよ。照射線量は空気中で発生した光子の電離量だよ。照射線量は dm による dQ の商だよ。ここで、dQ は質量 dm の空気中の光子で放出された全電荷（陰電子と陽電子）が空気中で完全に停止するとき、空気中で生じる正負イオン貴方のどちらか 1 方のイオンの全電荷との絶対値だよ。

$$X = \frac{dQ}{dm}$$

照射線量の SI 単位は空気のキログラムあたりのクーロン（C/kg）だよ。
特別単位はレントゲン（R）だよ。

$1R = 2.58 \times 10^{-4} C/kg$

c. カーマ

カーマとはなぁ～に？

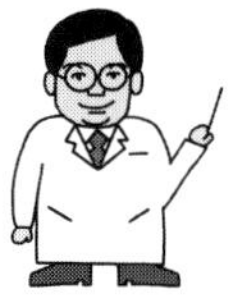

カーマ（K）（物質に放出された運動エネルギー）は dE_{tr} を dm で割った商だよ。ここで、dE_{tr} は質量 d_m の物質中の非荷電粒子（光子）によって放出されるすべての荷電粒子（電子線と陽子線）の初期運動エネルギーの合計だよ。

$$K = \frac{dE_{tr}}{dm}$$

カーマの単位は吸収線量と同じであり、J/kg である。SI 単位はグレイ（Gy）だよ。物質を通過する光子ビームでは、ある点におけるカーマは光子エネルギーフルエンスに正比例し、次式で表されるよ。

$$K = \Psi\left(\frac{\bar{\mu}_{tr}}{\rho}\right)$$

ここで、$\bar{\mu}_{tr}/\rho$ は光子のエネルギーフルエンスΨを平均した質量エネルギー転移係数だよ。

$$\left(\frac{\bar{\mu}_{en}}{\rho}\right) = \left(\frac{\bar{\mu}_{tr}}{\rho}\right)(1-\bar{g})$$

ここで、$\bar{\mu}_{tr}/\rho$ は平均エネルギー質量吸収係数、$\bar{g}$ は放射過程で失われる電子エネルギーを平均した割合だよ。

$$K = \Psi\left(\frac{\bar{\mu}_{en}}{\rho}\right)/(1-\bar{g})$$

低原子番号物質（例えば、空気、水、軟部組織）における電子のほとんどの初期運動エネルギーは、原子内電子との非弾性衝突（電離と励起）で損失するよ。電子の初期運動エネルギーの小さなものだけは原子核との放射損失（制動放射線）で損失するよ。このように、カーマは 2 つの成分があるのだよ。

$K = K^{col} + K^{rad}$

ここで、K^{col} と K^{rad} はそれぞれ衝突カーマと放射カーマだよ。

$$K^{col} = \Psi\left(\frac{\bar{\mu}_{en}}{\rho}\right)$$

$$K^{rad} = \Psi\left(\frac{\bar{\mu}_{en}}{\rho}\right)\frac{\bar{g}}{1-\bar{g}}$$

d. 吸収線量

吸収線量とはなぁ〜に？

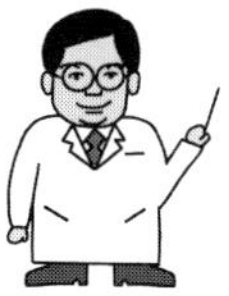

照射線量は空気中の電離量を測定し、X 線と γ 線だけに用いられており、約 3 MeV 以上の光子エネルギーには使用できない。一方、吸収線量は電離粒子と非電離粒子、すべての物質、すべてのエネルギーを含むあらゆる種類の電離放射線に用いることができる。
吸収線量は電離放射線の照射でもたらされる生物学的効果に関係する。
吸収線量または単に線量の定義は、$d\bar{\epsilon}/dm$ で表される。ここで、$d\bar{\epsilon}$ は質量 dm の物質に入射する電離放射線の平均エネルギーである。線量の旧単位はラド（吸収線量の頭字語）であり、物質のグラムあたりに吸収される 100 エルグのエネルギーである。

$$1\ \mathrm{rad} = 100\ \mathrm{ergs/g} = 10^{-2}\ \mathrm{J/kg}$$

吸収線量の SI 単位はグレイ（Gy）であり、次式で表される。

$$1\ \mathrm{Gy} = 1\ \mathrm{J/kg}$$

したがって、グレイとセンチグレイそしてラドの関係は次式で表される。

$$1\ \mathrm{Gy} = 100\ \mathrm{rad} = 100\ \mathrm{cGy}$$

$$1\ \mathrm{rad} = 10^{-2}\ \mathrm{Gy} = 1\ \mathrm{cGy}$$

e. 個人被曝線量

放射線被曝線量とはなぁ〜に？

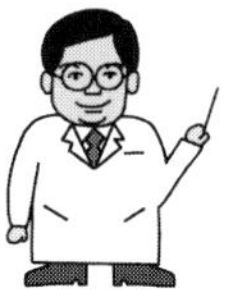

放射線被曝には外部放射線被曝と内部被曝があるよ。ここでは、外部放射線被曝線量について述べるよ。

・外部放射線被曝

外部放射線被曝は、個人線量計を用いた個人モニタリング、あるいは H*(10) 測定、または適切な換算係数を用いて評価する。個人モニタリングの実用量は $H_p(10)$ および $H_p(0.07)$ である。低線量で全身均等被曝の場合は、個人線量計を身体の部位に装着すれば実用量 $H_p(10)$ は測定できるよ。

①外部放射線被曝において体幹部が均等に被曝する場合の評価法

外部放射線被曝における実効線量は、個人線量計により胸部（妊娠可能な女子は腹部）にて測定された 1 cm 線量当量とする。皮膚の等価線量は、胸腹部に着用した個人線量計による 70 μm 線量当量を用いる。きわめて低いエネルギーの光子や β 線被曝がない場合には胸腹部に着用した個人線量計による 1 cm 線量当量を皮膚の線量当量とすることができる。目の水晶体の等価線量には 3 mm 線量当量が対応するが、1 cm 線量当量と 70 μm 線量当量を評価すれば目の水晶体の線量限度を超えることがないことから、1 cm 線量当量と 70 μm 線量当量のうち適切な方を目の水晶体の線量当量とする。

②外部被曝において体幹部が不均等に被曝する場合の評価法

体幹部の 3 部分のうちで外部被曝線量当量の最大値が胸腹部以外（妊娠可能な女子では腹部・大腿部以外）のおそれがある場合は、実効線量 E は次式で求めるのだよ。

$$E = 0.08\,H_a + 0.44\,H_b + 0.45\,H_c + 0.03\,H_m$$

ここで、

H_a：頭部・頸部部分に着用した個人線量計による 1 cm 線量当量

H_b：胸部・上腕部分に着用した個人線量計による 1 cm 線量当量

H_c：腹部・大腿部分に着用した個人線量計による 1 cm 線量当量

H_m：線量当量が最大となるおそれのある部分に着用した個人線量計による 1 cm 線量当量

また、不均等被曝における皮膚の等価線量は、体幹部に着用した個人線量計による 70 μm 線量のうちで最大値を用いる。中性子被曝については均等被曝の場合と同様な処理ができる。不均等被曝による目の水晶体の等価線量は、頭部・頸部に着用した個人線量計による 1 cm 線量当量と 70 μm 線量当量のうち大きい方の値を用いるのだよ。

f. 空間的線量分布

空間的線量分布とはなぁ～に？

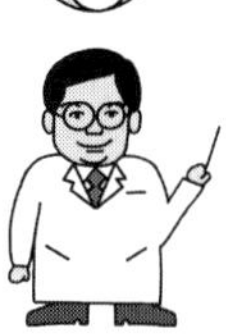

放射線は人体内に入射すると吸収されてエネルギーが付与されるよ。その結果、人体内での線量分布の形状は放射線の種類によって線量分布に様々な違いが出るよ。放射線エネルギーは高いほど人体内を通り抜ける。線量分布の形状からそれぞれの放射線の特徴を簡単に説明することができるのだよ。

電子線は粒子線であり、体内である一定以上の深さまでしか到達しない。電子線は、この特徴を利用して表在性や浅在性の癌治療に用いられるよ。

^{60}Co γ 線は電磁波で深さ 5 mm のところで線量が最大になる。その点を過ぎれば徐々に減弱していくよ。

X 線はγ線と同じ電磁波で人体内を透過していくので、体内の深部癌病巣に使用される。線量の最大深はエネルギーの強さに関係するよ。X 線は癌治療に一番利用されている放射線だよ。

陽子線とは重粒子線は粒子線だよ。この放射線と X 線との大きな違いはブラッグピークがあるところだよ。癌病巣部にこのブラッグピーク領域を合致させれば、病巣の損傷はいっそう大きくなるよ。癌病巣の体積は大きいのでブラッグピーク領域は拡大しなければ、実際の放射線治療に用いることはできないよ。

【問題 27】 正しい組み合わせはどれか。

1. 照射線量 ——— J/kg
2. カーマ ——— C/kg
3. 吸収線量 ——— C/kg
4. 被曝線量 ——— s^{-1}
5. 空気カーマ率定数 ——— $Gy\ m^2Bq^{-1}S^{-1}$

【解説 27】

1. 照射線量 ——— J/kg → ×
2. カーマ ——— C/kg → ×
3. 吸収線量 ——— C/kg → ×
4. 被曝線量 ——— s^{-1} → ×
5. 空気カーマ率定数 ——— $Gy\ m^2Bq^{-1}S^{-1}$ → ○

B. 放射能計測

a. 絶対線量と相対測定

1）測定の目的

測定の目的とはなぁ～に？

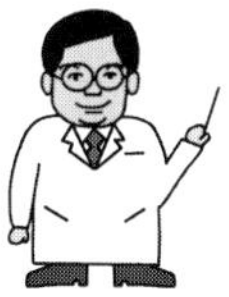

放射線の種類、エネルギー、強度、線量の何を測定するかで検出器の種類は決まるよ。

2）絶対線量と相対線量

絶対線量と相対線量とは何なの？

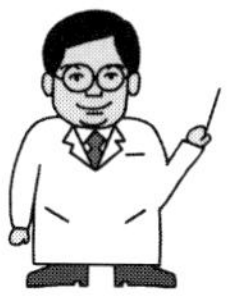

絶対線量は既知の放射線で感度を構成しなくても、その専用自体で線量を測定できるのだよ。方法には、直接的に行う方法と間接的に行う方法があるよ。前者は直接的に絶対線量を測定するカロリメータやフリッケ線量計系があるよ。後者には、相対測定と装置の校正の組み合わせで測定する方法や標準器との比較校正の組み合わせで測定する方法があるよ。いわゆる、絶対線量計と比較校正することで線量を求めることができるよ。相対線量は絶対線量と比較校正することで線量を求めることでき、絶対値から求める方法や量に対する比例性の良いレスポンスを示す測定器を利用する方法があるのだよ。

b. 検出効率

検出効率とは何なの？

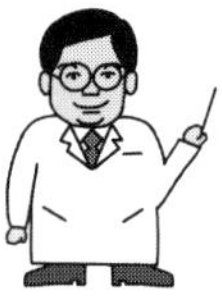

検出効率とは、放射線検出器の計数値に検出効率による補正を行って入射放射線の量を評価することだよ。検出器に入射する放射線粒子数に対する出力信号（パルス）数の割合で検出器それぞれに放射線の種類とエネルギーに依存した固有の値を持っているよ。例えば、GM 計数管では β 線に対しては 100%、γ 線に対しては 1%以下だよ。

c. 補正

補正とは何なの？

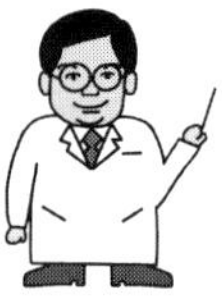

測定中に加わる誤差を補正する方法だよ。測定値は必ず真値に補正しなければならないよ。

C. エネルギー計測

a. エネルギースペクトル測定

エネルギースペクトルとは何なの？

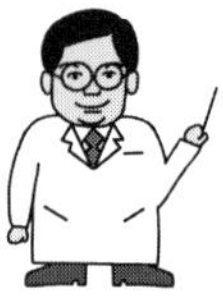

放射線の線質表示の一つで、エネルギーごとの強度分布を表示したものだよ。測定は、半導体、シンチレーション検出器が多用されているよ。
スペクトルには、光電効果、電子対生成、後方散乱、サムエスケープなどが表示されるよ。

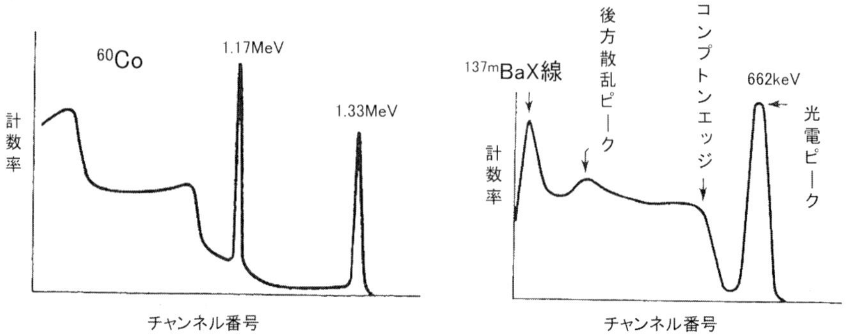

b. 吸収曲線の解析

吸収曲線とは何なの？

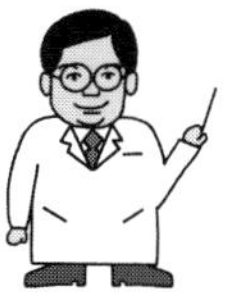

放射線の厚さに対する透過後の強度の関係を横軸に吸収線量の厚さ、縦軸に $\mathrm{LogI/I_0}$ を目盛り、曲線で表したものだよ。

単一エネルギー X 線では直線、連続 X 線では曲線を示すよ。曲線から半価層、実高エネルギーが求められるよ。

また、測定は散乱線を除去するために、照射野を絞り、細いビームで行うよ。

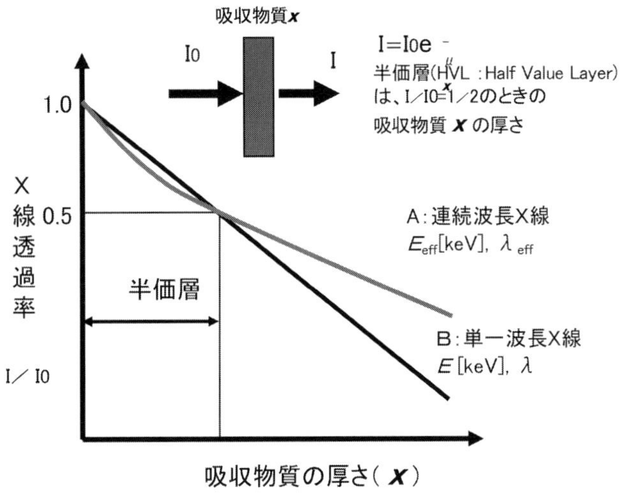

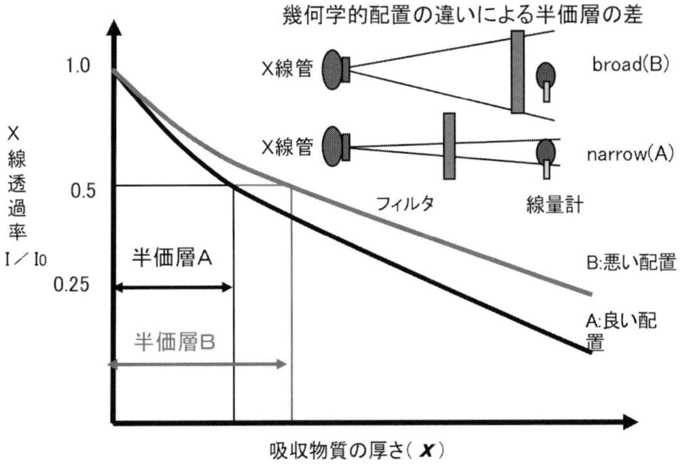

c. 加速器からの放射線

加速器とは何なの？

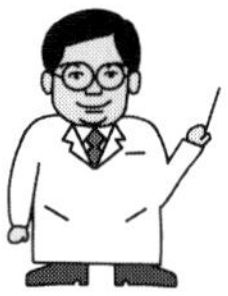

加速器は、リニアックが代表的なものであるが、様々な分野で利用されているよ。

加速器から放出される放射線の種類は何なの？

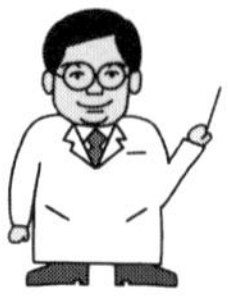

X 線、電子線、陽子線、重粒子線、中性子があるよ。

加速器から放出される放射線のエネルギースペクトルはどうなの？

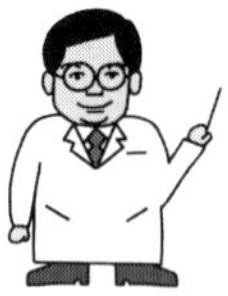

加速管内の電子線ビームは均一で、細いエネルギースペクトルを示すよ。
加速管から放出された電子線ビームはファントムに到達する前に、散乱箔やモニタ線量計などを通過し、吸収、散乱を繰り返し、低エネルギー方向に電子線スペクトルが広がるよ。
電子線流量が最高値を示す最頻エネルギーがあるよ。
電平均となるエネルギー値は平均エネルギーだよ。

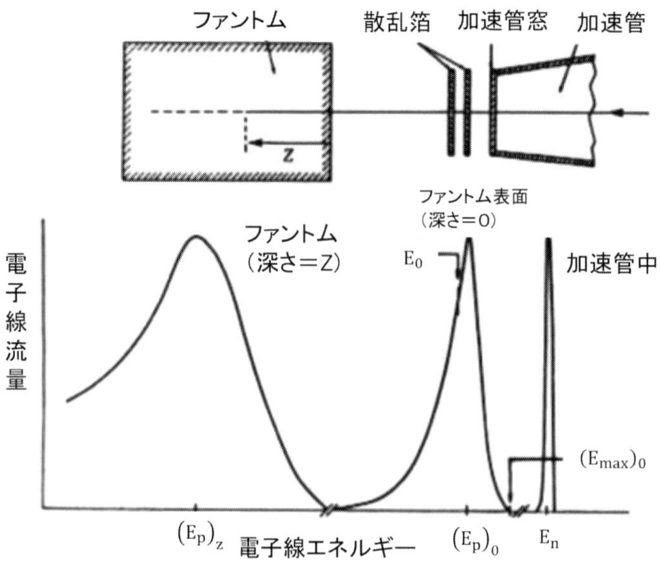

エネルギーの評価はどうするの？

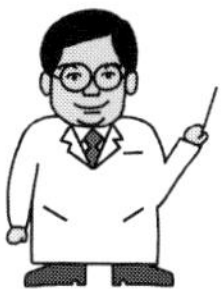

加速器によって発生させた X 線、電子線の表示されたエネルギーを公称エネルギーというよ。

・高エネルギー X 線、γ 線のエネルギーの評価

深さ 10 cm と 20 cm の組織ファントム比 $TPR_{20,10}$ で表されるよ。

線源検出器間距離は 100 cm、照射野は 10 cm×10 cm だよ。

$$TPR_{20,10} = \frac{D(100,10\times10,20)}{D(100,10\times10,10)}$$

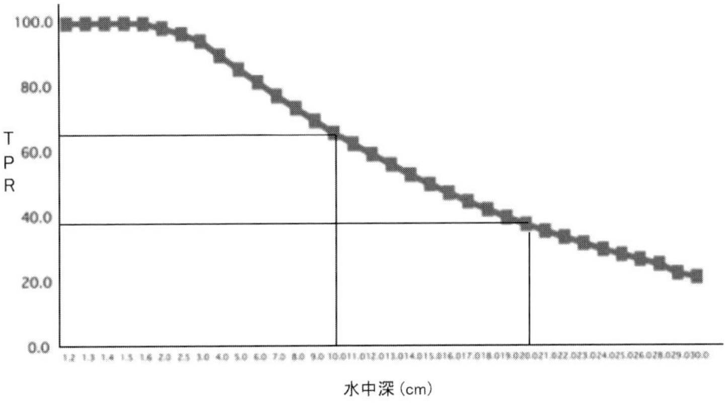

・電子線のエネルギーの評価

水中の深部吸収線量曲線が最大深吸収線量の 50％の値になる深部線量半価深 R_{50} が用いられるよ。I_{50} ではないよ。

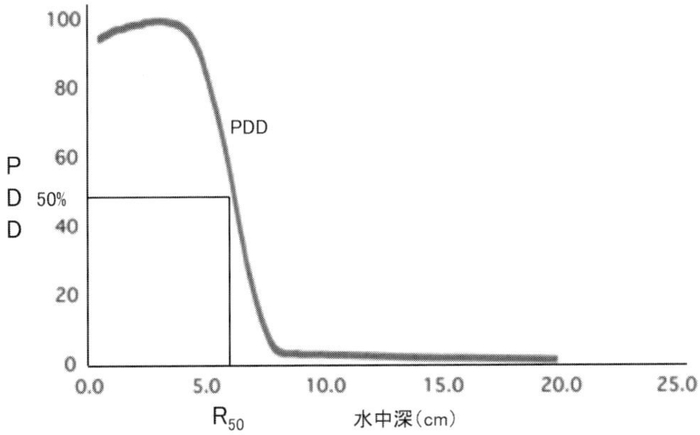

【問題 28】　アルミニウム板による X 線の減弱係数を図に示す。この X 線の均等度はどれか。

1. 0.1
2. 0.2
3. 0.5
4. 0.8
5. 1.0

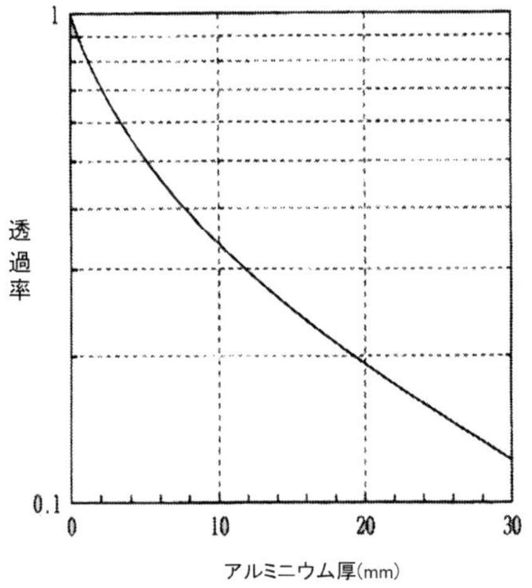

【解説 28】

1. 0.1　→ ×
2. 0.2　→ ×
3. 0.5　→ ○
4. 0.8　→ ×
5. 1.0　→ ×

X 線均等度は次式で表される。

X 線均等度＝ H1/H2

ここで、H1 は第 1 半価層、H2 は第 2 半価層である。

H1 ＝ 5　H2 ＝ 15－5 ＝ 10

X 線均等度＝ 5/10 ＝ 0.5

5. 練習問題

注）「練習問題」の解答欄の○×は、問題に対しての○×を記述しています。

Q001 放射線場の量を表すのはどれか。

1. S^{-1}
2. m^2
3. $J \cdot m^{-2}$
4. $kg \cdot m \cdot s^{-2}$
5. m^2/kg

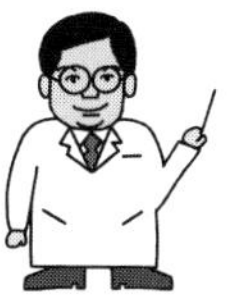

1. S^{-1} → × 放射能
2. m^2 → × 面積
3. $J \cdot m^{-2}$ → ○ エネルギーフルエンス
4. $kg \cdot m \cdot s^{-2}$ → × 質量阻止能
5. m^2/kg → × 質量エネルギー吸収係数

解答 → 3

Q002 カーマの単位はどれか。

1. m^2
2. C/kg
3. J/kg
4. m^2/kg
5. $kg \cdot m \cdot s^{-2}$

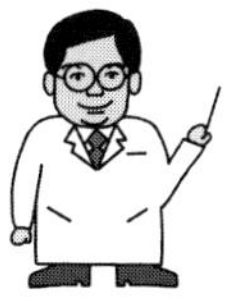

1. m^2 → ×
2. C/kg → ×
3. J/kg → ○
4. m^2/kg → ×
5. $kg \cdot m \cdot s^{-2}$ → ×

カーマ K は次式で表される。

$$K = \psi \frac{\mu_{tr}}{\rho}$$

ここで、ψ は非荷電粒子のエネルギーフルエンス、μ_{tr}/ρ は質量エネルギー転移係数である。

解答 → 3

Q003　照射線量率で正しいのはどれか。2つ選べ。

1. 単位は J/kg である。
2. 気体に対して定義される。
3. 二次電子の放射損失を含む。
4. 空気衝突カーマと等価である。
5. 非荷電粒子に対して定義される。

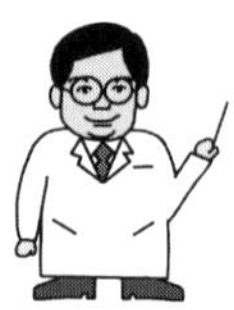

1. 単位は J/kg である。　→ ×
2. 気体に対して定義される。　→ ○
3. 二次電子の放射損失を含む。　→ ×
4. 空気衝突カーマと等価である。　→ ○
5. 非荷電粒子に対して定義される。　→ ×

照射線量率の単位は C/kg で、空気で定義されている。

解答　→ 2、4

Q004　照射線量 X を表す式はどれか。ただし、ψ は光子のエネルギーフルエンス、μ/ρ は空気に対する質量減弱係数、μ_{tr}/ρ は空気に対する質量エネルギー転移係数、μ_{en}/ρ は空気に対する質量エネルギー吸収係数、W は空気中で 1 イオン対を作るのに必要なエネルギー、e は素電荷とする。

1. $X = \psi \frac{\mu}{\rho} \frac{e}{W}$
2. $X = \psi \frac{\mu_{tr}}{\rho} \frac{W}{e}$
3. $X = \psi \frac{\mu_{tr}}{\rho} \frac{e}{W}$
4. $X = \psi \frac{\mu_{en}}{\rho} \frac{W}{e}$
5. $X = \psi \frac{\mu_{en}}{\rho} \frac{e}{W}$

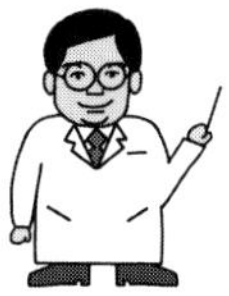

1. $X = \psi \frac{\mu}{\rho} \frac{e}{W}$ → ×
2. $X = \psi \frac{\mu_{tr}}{\rho} \frac{W}{e}$ → ×
3. $X = \psi \frac{\mu_{tr}}{\rho} \frac{e}{W}$ → ×
4. $X = \psi \frac{\mu_{en}}{\rho} \frac{W}{e}$ → ×
5. $X = \psi \frac{\mu_{en}}{\rho} \frac{e}{W}$ → ○

解答　→ 5

Q005 個体の電離電荷を直接測定するのはどれか。

1. 熱量計
2. GM 計数管
3. 半導体検出器
4. 蛍光ガラス線量計
5. シンチレーション検出器

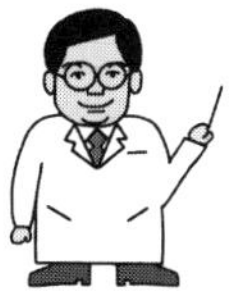

1. 熱量計 → × 温度
2. GM 計数管 → × 気体の電離
3. 半導体検出器 → ○
4. 蛍光ガラス線量計 → × 発光現象
5. シンチレーション検出器 → × 発光現象

解答　→ 3

Q006 Al 板（厚さ 2 mm）を透過した単一エネルギー光子体の透過率が 1/10 になった。この光子エネルギーに対する Al の質量減弱係数はどれか。ただし、Al の密度を 2.7 g/cm^3、$\log_e 10 = 2.3$ とする。

1. 0.02
2. 0.43
3. 1.0
4. 1.2
5. 5.4

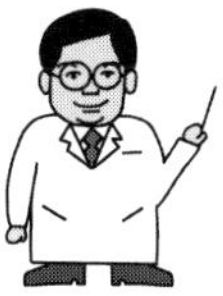

1. 0.02　→ ×
2. 0.43　→ ○
3. 1.0　→ ×
4. 1.2　→ ×
5. 5.4　→ ×

入射光子数 N_0 の単色光子が厚さ x の物質を透過したとき、透過光子数は $N = N_0e^{-\mu x}$ で表される。

$$\mu = \frac{log_e 10}{x} = 1.15\ cm^{-1}$$

Al の密度が 2.7 g/cm^3 であるので、Al の質量減弱係数 μ_m は

$$\mu_m = \frac{\mu}{\rho} = \frac{1.15}{2.7} = 0.43\ cm^2 g^{-1}$$

解答　→ 2

Q007　Al の最大飛程が 0.5 cm である β 線の最大エネルギー（MeV）はどれか。ただし、Al の密度を 2.7 g/cm^3、$log_e 10 = 2.3$ とする。

1. 1.0
2. 1.5
3. 2.0
4. 2.7
5. 4.1

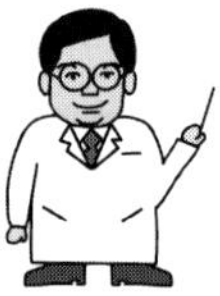

1. 1.0　→ ×
2. 1.5　→ ×
3. 2.0　→ ×
4. 2.7　→ ○
5. 4.1　→ ×

β 線の最大飛程 R_{max} と最大エネルギー E_{max} の関係は次式の通りである。

$2.7 \times 0.5 = 0.542\ E_{max} - 0.133$

$E_{max} = 2.7\ MeV$

解答　→ 4

Q008 ブラッググレイの空洞理論による吸収線量の測定原理で正しいのはどれか。2 つ選べ。

1. 空洞内での光子の相互作用は無視する。
2. 空洞の大きさは二次電子の飛程に比べて十分に大きい。
3. 空洞気体と媒質のそれぞれの質量エネルギー吸収係数を必要とする。
4. 空洞の存在一次線の粒子フルエンスを変化させない。
5. 空洞で発生する二次電子の電離量から媒質の吸収線量を求める。

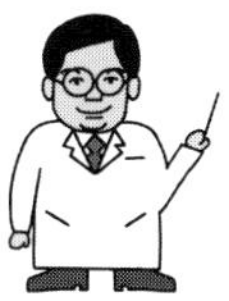

1. 空洞内での光子の相互作用は無視する。 → ○
2. 空洞の大きさは二次電子の飛程に比べて十分に大きい。 → ×
3. 空洞気体と媒質のそれぞれの質量エネルギー吸収係数を必要とする。 → ×
4. 空洞の存在一次線の粒子フルエンスを変化させない。 → ○
5. 空洞で発生する二次電子の電離量から媒質の吸収線量を求める。 → ×

ブラッググレイの空洞理論式は次の通りである。

$$D_m = D_w\left(\frac{S}{\rho}\right)_{m,g} = J_g\frac{W}{e}\left(\frac{S}{\rho}\right)_{w,g}\left(\frac{S}{\rho}\right)_{m,w} = J_g\frac{W}{e}\left(\frac{S}{\rho}\right)_{m,g}$$

ここで、空洞気体中の 1 イオン対を作るのに要する平均エネルギーを W、空洞気体中で生じたイオン対の数を J_g とすると、ファントム中の任意の点 p における吸収線量 D_m は、電離箱壁物質（w）に対するファントム物質（m）の衝突質量阻止能比を（S/ ρ）$_{m,\,w}$ とする。

解答 →1、4

Q009 試料を 3 分間測定したところ 3,000 カウントであった。バックグランドは 15 分間測定して 600 カウントであった。試料の正味の計数率（cpm）を求める式はどれか。

1. $\left(\frac{3{,}000}{3} - \frac{600}{15}\right) \pm \sqrt{\frac{3{,}000+600}{3+15}}$
2. $\left(\frac{3{,}000}{3} - \frac{600}{15}\right) \pm \sqrt{\frac{3{,}000}{3} + \frac{600}{15}}$
3. $\left(\frac{3{,}000}{3} - \frac{600}{15}\right) \pm \sqrt{\frac{3{,}000}{3^2} + \frac{600}{\mathbf{15^2}}}$
4. $\left(\frac{3{,}000}{3} - \frac{600}{15}\right) \pm \sqrt{\frac{3{,}000}{3^2} - \frac{600}{\mathbf{15^2}}}$
5. $\left(\frac{3{,}000}{3} - \frac{600}{15}\right) \pm \sqrt{\frac{3{,}000^2}{3} - \frac{600^2}{\mathbf{15}}}$

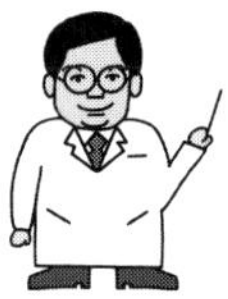

1. $\left(\frac{3{,}000}{3}-\frac{600}{15}\right)\pm\sqrt{\frac{3{,}000+600}{3+15}}$　→ ×

2. $\left(\frac{3{,}000}{3}-\frac{600}{15}\right)\pm\sqrt{\frac{3{,}000}{3}+\frac{600}{15}}$　→ ×

3. $\left(\frac{3{,}000}{3}-\frac{600}{15}\right)\pm\sqrt{\frac{3{,}000}{3^2}+\frac{600}{\mathbf{15^2}}}$　→ ○

4. $\left(\frac{3{,}000}{3}-\frac{600}{15}\right)\pm\sqrt{\frac{3{,}000}{3^2}-\frac{600}{\mathbf{15^2}}}$　→ ×

5. $\left(\frac{3{,}000}{3}-\frac{600}{15}\right)\pm\sqrt{\frac{3{,}000^2}{3}-\frac{600^2}{\mathbf{15}}}$　→ ×

正味の計数率は、$\left(\frac{N}{t}-\frac{N_B}{t_B}\right)\pm\sqrt{\frac{N}{t^2}+\frac{N_B}{{t_B}^2}}$ である。

解答　→ 3

Q010　関係のない組み合わせはどれか。

1. GM 計数管 ―――― 窒息現象
2. BF_3 計数管 ―――― 熱中性子
3. 半導体検出器 ―――― 空乏層
4. TLD ―――― グロー曲線
5. 蛍光ガラス線量計 ―――― 輝尽発

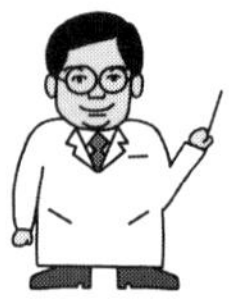

1. GM 計数管 ―――― 窒息現象　→ ×
2. BF_3 計数管 ―――― 熱中性子　→ ×
3. 半導体検出器 ―――― 空乏層　→ ×
4. TLD ―――― グロー曲線　→ ×
5. 蛍光ガラス線量計 ―――― 輝尽発　→ ○　ラジオフォトルミネセンス

解答　→ 5

Q011　放射線検出器で Mg_2SiO_4：Tb を用いるのはどれか。

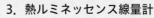

1. 半導体検出器
2. 蛍光ガラス線量計
3. 熱ルミネッセンス線量計
4. シンチレーション検出器
5. ロングカウンタ

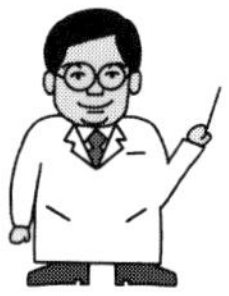

1. 半導体検出器　→ ×
2. 蛍光ガラス線量計　→ ×
3. 熱ルミネッセンス線量計　→ ○
4. シンチレーション検出器　→ ×
5. ロングカウンタ　→ ×

解答　→ **3**

Q012　γ線エネルギースペクトル測定で使われる放射線検出器はどれか。2つ選べ。

1. 電離箱
2. Ge 半導体
3. GM 計数管
4. 熱蛍光線量計
5. シンチレーション検出器

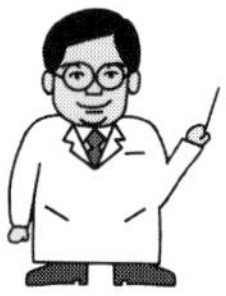

1. 電離箱　→ ×
2. Ge 半導体　→ ○
3. GM 計数管　→ ×
4. 熱蛍光線量計　→ ×
5. シンチレーション検出器　→ ○

解答　→ **2、5**

Q013　高速中性子の測定に反跳陽子を利用するのはどれか。

1. ^{3}He 比例計数管
2. BF_3 比例計数管
3. LiI（Eu）シンチレータ
4. プラスチックシンチレータ
5. NaI（Tl）シンチレータ

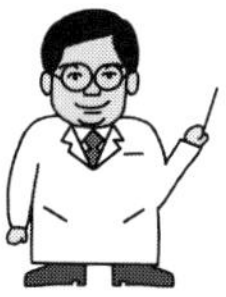

1. ^{3}He 比例計数管　→ ×
2. BF_3 比例計数管　→ ×
3. LiI（Eu）シンチレータ　→ ×
4. プラスチックシンチレータ　→ ○　**高速中性子との弾性散乱の反跳陽子の測定**
5. NaI（Tl）シンチレータ　→ ×

解答　→ **4**

Q014　化学反応を利用するものはどれか。2 つ選べ。

1. セリウム線量計
2. ゲルマニウム線量計
3. フォトダイオード線量計
4. フリッケ線量計
5. チェレンコフ線量計

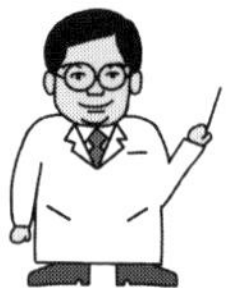

1. セリウム線量計　→ ○　セリウムの還元反応
2. ゲルマニウム線量計　→ ×
3. フォトダイオード線量計　→ ×
4. フリッケ線量計　→ ○　鉄の酸化反応
5. チェレンコフ線量計　→ ×

解答　→ 1、4

Q015　電離箱線量計で正しいのはどれか。2 つ選べ。

1. 一定強度の X 線照射では気圧が高くなると電離電荷は増加する。
2. 一定強度の X 線照射では気温が高くなると電離電荷は増加する。
3. 平行平板形電離箱では円筒型電離箱に比べて一般的に極性効果が小さい。
4. パルスあたりの線量率が高くなるほどイオン再結合の割合は減少する。
5. 同じ線量率では連続放射線はパルス放射線に比べてイオン再結合が少ない。

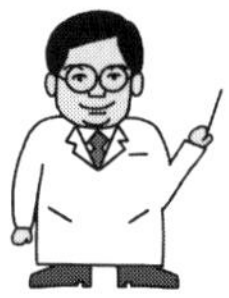

1. 定強度の X 線照射では気圧が高くなると電離電荷は増加する。　→ ○
2. 一定強度の X 線照射では気温が高くなると電離電荷は増加する。　→ ×　減少する
3. 平行平板形電離箱では円筒型電離箱に比べて一般的に極性効果が小さい。
   → ×　大きい
4. パルスあたりの線量率が高くなるほどイオン再結合の割合は減少する。
   → ×　増加する
5. 同じ線量率では連続放射線はパルス放射線に比べてイオン再結合が少ない。
   → ○

解答　→ 1、5

Q016

真の計数率が 500 cps のとき、数え落としが 24 cps であった。この GM 計数管の分解時間（μS）はどれか。

1. 100
2. 150
3. 200
4. 250
5. 300

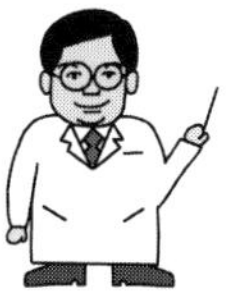

1. 100 → ○
2. 150 → ×
3. 200 → ×
4. 250 → ×
5. 300 → ×

$$n_0 = \frac{n}{1 - n\tau}$$

$$\tau = \frac{1}{n} - \frac{1}{n_0} = \frac{1}{500-24} - \frac{1}{500} = 1 \times 10^{-4} \text{ 秒}$$

解答 →1

Q017

Ge 検出器のγ線エネルギー校正で、500 keV と 1,000 keV の光電ピークのチャンネルが 900 と 1,500 であった。光電ピークが 1,300 である未知核種のエネルギー値（keV）はどれか。ただし、エネルギー校正曲線は直線で近似できるものとする。

1. 600
2. 650
3. 700
4. 750
5. 800

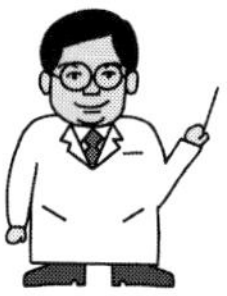

1. 600 → ×
2. 650 → ×
3. 700 → ○
4. 750 → ×
5. 800 → ×

直補間法を用いて求める。

$$500 + \frac{100-500}{1900-900} \times (1{,}300 - 900) = 700 \ [\text{keV}]$$

解答 →3

Q018

衝突カーマで求める式はどれか。ただし、フルエンスをΦ、エネルギーフルエンスをψ、質量衝突阻止能を S_{col}/ρ、質量エネルギー転移係数を c/ρ、質量吸収エネルギー μ_{en}/ρ とする。

1. $\phi\frac{S_{col}}{\rho}$
2. $\phi\frac{\mu_{en}}{\rho}$
3. $\psi\frac{S_{col}}{\rho}$
4. $\psi\frac{\mu_{tr}}{\rho}$
5. $\psi\frac{\mu_{en}}{\rho}$

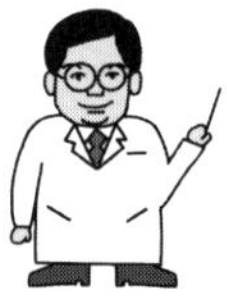

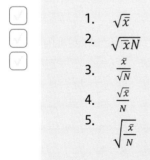

1. $\phi\frac{S_{col}}{\rho}$ → ×
2. $\phi\frac{\mu_{en}}{\rho}$ → ×
3. $\psi\frac{S_{col}}{\rho}$ → ×
4. $\psi\frac{\mu_{tr}}{\rho}$ → ○
5. $\psi\frac{\mu_{en}}{\rho}$ → ×

解答　→ **4**

Q019

ある放射性試料で同一の測定時間の計数を N 回繰り返し、平均計数値は x カウントであった。この平均値の標準偏差はどれか。

1. $\sqrt{\bar{x}}$
2. $\sqrt{\bar{x}N}$
3. $\frac{\bar{x}}{\sqrt{N}}$
4. $\frac{\sqrt{\bar{x}}}{N}$
5. $\sqrt{\frac{\bar{x}}{N}}$

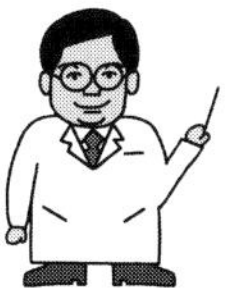

1. $\sqrt{\bar{x}}$ → ×
2. $\sqrt{\bar{x}N}$ → ×
3. $\frac{\bar{x}}{\sqrt{N}}$ → ×
4. $\frac{\sqrt{\bar{x}}}{N}$ → ×
5. $\sqrt{\frac{\bar{x}}{N}}$ → ○

解答 → **5**

Q020 ブラッググレイの空洞理論式はどれか。ただし、空洞に生じた電荷量を Q、空洞の質量を m、空気中で 1 イオン対を作るのに必要な平均エネルギーを W、素電荷を e、水の質量衝突阻止能を $(S_{col}/\rho)_w$、空気の質量衝突阻止能を $(S_{col}/\rho)_{air}$ とする。

1. $\frac{Q}{m}\frac{w}{e}\frac{(S_{col}/\rho)_{air}}{(S_{col}/\rho)_w}$
2. $\frac{Q}{m}\frac{w}{e}\frac{(S_{col}/\rho)_w}{(S_{col}/\rho)_{air}}$
3. $\frac{Q}{m}\frac{e}{W}\frac{(S_{col}/\rho)_w}{(S_{col}/\rho)_{air}}$
4. $\frac{Q}{m}\frac{e}{W}\frac{(S_{col}/\rho)_{air}}{(S_{col}/\rho)_w}$
5. $\frac{m}{Q}\frac{w}{e}\frac{(S_{col}/\rho)_w}{(S_{col}/\rho)_{air}}$

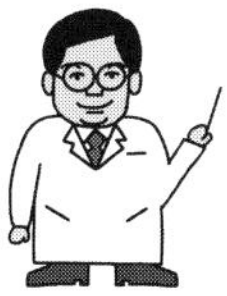

1. $\frac{Q}{m}\frac{w}{e}\frac{(S_{col}/\rho)_{air}}{(S_{col}/\rho)_w}$ → ×
2. $\frac{Q}{m}\frac{w}{e}\frac{(S_{col}/\rho)_w}{(S_{col}/\rho)_{air}}$ → ○
3. $\frac{Q}{m}\frac{e}{W}\frac{(S_{col}/\rho)_w}{(S_{col}/\rho)_{air}}$ → ×
4. $\frac{Q}{m}\frac{e}{W}\frac{(S_{col}/\rho)_{air}}{(S_{col}/\rho)_w}$ → ×
5. $\frac{m}{Q}\frac{w}{e}\frac{(S_{col}/\rho)_w}{(S_{col}/\rho)_{air}}$ → ×

解答 → **2**

Q021 カーマKを表す式はどれか。ただし、Eは光子エネルギー、Φはフルエンス、μ_{tr}/ρ は質量エネルギー転移係数を、μ_{en}/ρ は質量吸収エネルギー μ_{en}/ρ、μ/ρ は質量減弱係数とする。

1. $K=E\phi\frac{\mu_{tr}}{\rho}$
2. $K=\frac{E}{\phi}\frac{\mu_{tr}}{\rho}$
3. $K=E\phi\frac{\mu_{en}}{\rho}$
4. $K=\frac{E}{\phi}\frac{\mu_{en}}{\rho}$
5. $K=E\phi\frac{\mu}{\rho}$

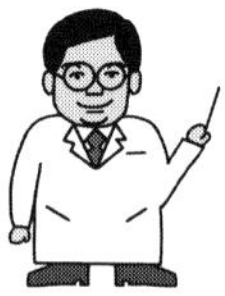

1. $K=E\phi\frac{\mu_{tr}}{\rho}$ → ○
2. $K=\frac{E}{\phi}\frac{\mu_{tr}}{\rho}$ → ×
3. $K=E\phi\frac{\mu_{en}}{\rho}$ → ×
4. $K=\frac{E}{\phi}\frac{\mu_{en}}{\rho}$ → ×
5. $K=E\phi\frac{\mu}{\rho}$ → ×

解答 →1

Q022 吸収線量 D を表す式はどれか。ただし、E は光子エネルギー、Φはフルエンス、μ_{tr}/ρ は質量エネルギー転移係数を、μ_{en}/ρ は質量吸収エネルギー μ_{en}/ρ、μ/ρ は質量減弱係数とする。

1. $K = E\phi \frac{\mu_{tr}}{\rho}$
2. $K = \frac{E}{\phi} \frac{\mu_{tr}}{\rho}$
3. $K = E\phi \frac{\mu_{en}}{\rho}$
4. $K = \frac{E}{\phi} \frac{\mu_{en}}{\rho}$
5. $K = E\phi \frac{\mu}{\rho}$

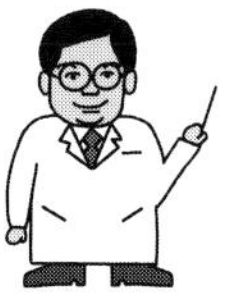

1. $K = E\phi \frac{\mu_{tr}}{\rho}$ → ×
2. $K = \frac{E}{\phi} \frac{\mu_{tr}}{\rho}$ → ×
3. $K = E\phi \frac{\mu_{en}}{\rho}$ → ○
4. $K = \frac{E}{\phi} \frac{\mu_{en}}{\rho}$ → ×
5. $K = E\phi \frac{\mu}{\rho}$ → ×

解答 → 3

Q023

水中の小さな空洞内に満たされた質量 m の空気に q の電荷が生じる場合の水の吸収線量 D はどれか。ただし、空気中に 1 イオン対を生成するための平均エネルギーを W_{air}、素電荷を e、空気に対する水の質量衝突阻止能比 $(S_{col}/\rho)_{w,air}$ とする。

1. $\frac{q}{m}\frac{W_{air}}{e(S_{col}/\rho)_{w,air}}$
2. $\frac{q}{m}\frac{W_{air}}{e}(S_{col}/\rho)_{w,air}$
3. $\frac{m}{q}\frac{e}{W_{air}}(S_{col}/\rho)_{w,air}$
4. $\frac{m}{q}\frac{W_{air}}{e}(S_{col}/\rho)_{w,air}$
5. $\frac{m}{q}\frac{e}{W_{air}(S_{col}/\rho)_{w,air}}$

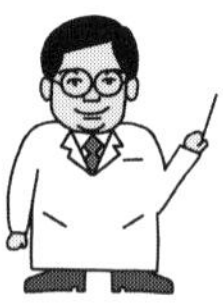

1. $\frac{q}{m}\frac{W_{air}}{e(S_{col}/\rho)_{w,air}}$ → ×
2. $\frac{q}{m}\frac{W_{air}}{e}(S_{col}/\rho)_{w,air}$ → ○
3. $\frac{m}{q}\frac{e}{W_{air}}(S_{col}/\rho)_{w,air}$ → ×
4. $\frac{m}{q}\frac{W_{air}}{e}(S_{col}/\rho)_{w,air}$ → ×
5. $\frac{m}{q}\frac{e}{W_{air}(S_{col}/\rho)_{w,air}}$ → ×

解答　→ 2

Q024

放射性試料を検出器で 5 分間測定し、5,500 カウントが得られた。また、バックグランド計数値は 60 分間で 3,000 カウントであった。この試料の正味の計数率（cpm）はどれか。

1. 10
2. 100
3. 1,050
4. 1,100
5. 2,500

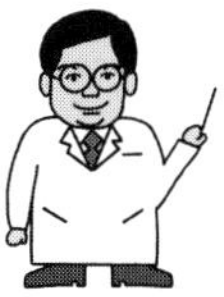

1. 10　→ ×
2. 100　→ ×
3. 1,050　→ ○
4. 1,100　→ ×
5. 2,500　→ ×

正味の計数率は

$\frac{5500}{5} - \frac{3000}{60}$ 1050（cpm）

解答　→ 3

Q025 気体イオン化検出器の印加電圧と計数率の関係で、GM 計数領域はどれか。

1. （I）
2. （II）
3. （III）
4. （IV）
5. （V）

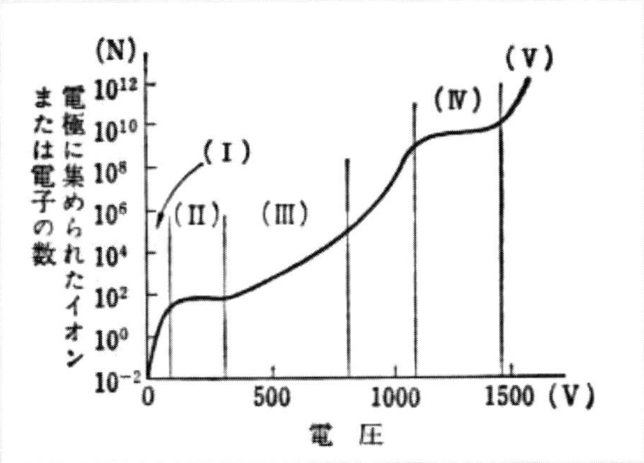

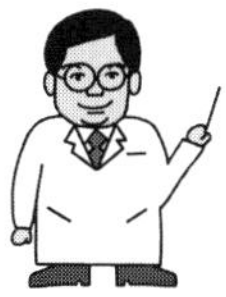

1. （I）　→ ×　再結合領域
2. （II）　→ ×　電離領域
3. （III）　→ ×　比例領域
4. （IV）　→ ○　GM 領域
5. （V）　→ ×　連続放電領域

解答　→ 4

Q026

鉛の 1/10 価層が 0.203 cm の単一光子の質量減弱計数（cm^2/g）はどれか。ただし、鉛の密度を 11.3（g/cm^3）kg/cm^3、$\log_e 10 = 2.3$ とする。

1. 0.02
2. 0.05
3. 1.00
4. 2.00
5. 1.28×10^2

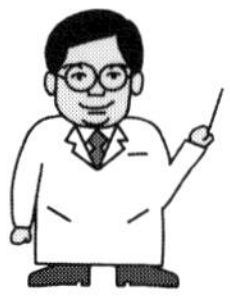

1. 0.02　→ ×
2. 0.05　→ ×
3. 1.00　→ ○
4. 2.00　→ ×
5. 1.28×10^2　→ ×

$I = I_0 e^{-\mu x}$

$1/10 = e^{-\mu x}$ より

$2.3 = 0.203\ \mu$

$\mu = 11.3$（cm）

よって、

質量減弱係数（cm^2/g）＝ 11.3（cm）/11.3（g/cm^3）＝ 1

解答　→ 3

Q027

ある試料の計数値が c_s、標準偏差が σ_s、同じ測定時間でのバックグランドの計数値 c_b、標準偏差が σ_b であるとき試料の正味の計数値の標準偏差はどれか。

1. $\sqrt{{\sigma_s}^2 - {\sigma_b}^2}$
2. $\sqrt{{\sigma_s}^2 + {\sigma_b}^2}$
3. $\sqrt{(\sigma_s/c_s)^2 - (\sigma_b/c_b)^2}$
4. $\sqrt{(\sigma_s/c_s)^2 + (\sigma_b/c_b)^2}$
5. $\frac{c_s}{c_b}\sqrt{(\sigma_s/c_s)^2 + (\sigma_b/c_b)^2}$

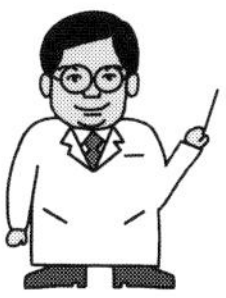

1. $\sqrt{{\sigma_s}^2 - {\sigma_b}^2}$ → ×
2. $\sqrt{{\sigma_s}^2 + {\sigma_b}^2}$ → ○
3. $\sqrt{(\sigma_s/c_s)^2 - (\sigma_b/c_b)^2}$ → ×
4. $\sqrt{(\sigma_s/c_s)^2 + (\sigma_b/c_b)^2}$ → ×
5. $\frac{c_s}{c_b}\sqrt{(\sigma_s/c_s)^2 + (\sigma_b/c_b)^2}$ → ×

$C_s - C_b \pm \sqrt{\delta_s^2 + \delta_b^2}$ で表される。

解答 → **2**

Q028 同じ体積を持つ電離箱の半導体検出器に対する感度比に最も近いのはどれか。

1. $\frac{1}{20}$
2. $\frac{1}{200}$
3. $\frac{1}{2,000}$
4. $\frac{1}{20,000}$
5. $\frac{1}{200,000}$

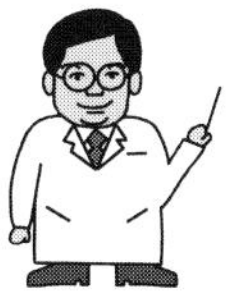

1. $\frac{1}{20}$ → ×
2. $\frac{1}{200}$ → ×
3. $\frac{1}{2,000}$ → ×
4. $\frac{1}{20,000}$ → ○
5. $\frac{1}{200,000}$ → ×

解答 → **4**

Q029 線エネルギー転移係数 μ_{tr} を用いて線エネルギー吸収係数を表すのはどれか。ただし、相互作用で動き出した二次電子の運動エネルギーのうち制動放射で失うエネルギーの割合を g とする。

1. $(1-g)^2 \cdot \mu_{tr}$
2. $(1-g^2) \cdot \mu_{tr}$
3. $(1-g) \cdot \mu_{tr}$
4. $g \cdot \mu_{tr}$
5. $(1+g^2) \cdot \mu_{tr}$

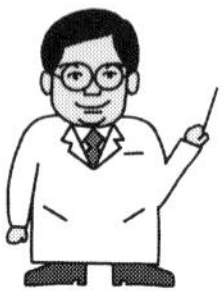

1. $(1-g)^2 \cdot \mu_{tr}$ → ×
2. $(1-g^2) \cdot \mu_{tr}$ → ×
3. $(1-g) \cdot \mu_{tr}$ → ○
4. $g \cdot \mu_{tr}$ → ×
5. $(1+g^2) \cdot \mu_{tr}$ → ×

線エネルギー吸収係数 μ_{en}/ρ と線エネルギー転移係数 μ_{tr}/ρ の関係

$$\frac{\mu_{en}}{\rho} = \frac{\mu_{tr}}{\rho}(1-g)$$

解答　→ 3

Q030 大気補正係数 22℃、101.3 kPa で校正された空気電影箱線量計がある。大気補正係数 22℃、101.3 kPa の照射線量を測定したときの大気補正係数はどれか。

1. 0.95
2. 0.97
3. 0.98
4. 1.00
5. 1.05

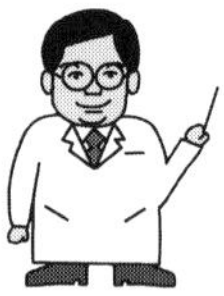

1. 0.95 → ×
2. 0.97 → ×
3. 0.98 → ×
4. 1.00 → ○
5. 1.05 → ×

$$k_{TP} = \frac{273.2 + T}{273.2 + T_0} \times \frac{P_0}{P}$$ より

$$k_{TP} = \frac{273.2 + 22}{273.2 + 22} \times \frac{101.3}{101.3} = 1.0$$

解答　→ 4

Q031

密封線源から 4 m 離れたところに GM 計数管を置いて測定し、毎秒 100 カウントの計数率を得た。1 m 離れたところで測定したときの計数率に最も近いのはどれか。ただし、GM 計数管の分解時間は 100 μs とする。

1. 500
2. 1,000
3. 1,400
4. 1,600
5. 2,000

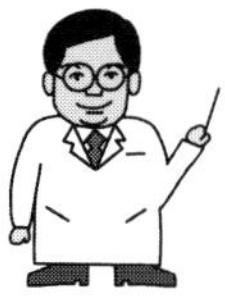

1. 500 → ×
2. 1,000 → ×
3. 1,400 → ○
4. 1,600 → ×
5. 2,000 → ×

解答 → 3

Q032

高エネルギー電子線における水の深さと深部量百分率の関係を図に示す。電子線のエネルギー（MeV）に最も近いのはどれか。ただし、水の質量阻止能比は 1.9 MeV・cm^2・g^{-1} とする。

1. 10
2. 12
3. 14
4. 16
5. 18

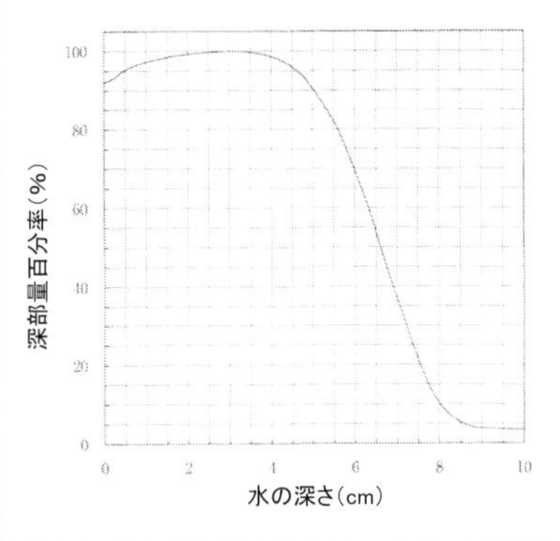

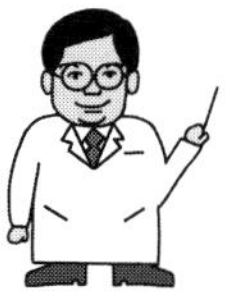

1. 10 → ×
2. 12 → ×
3. 14 → ×
4. 16 → ○
5. 18 → ×

平均入射エネルギーは実用飛程の 2 倍である。実用飛程は約 8 cm である。
したがって、8×2 ＝ 16 MeV

解答 → 4

Q033 ^{88}Y のγ線スペクトルを示す。正しいのはどれか。

1. A はシングルエスケープピークである。
2. B はダブルエスケープである。
3. C は後方散乱ピークである。
4. コンプトン散乱は見られない。
5. 511 keV のピークは 898 keV 光子によって生じた陽電子の消滅γ線を示す。

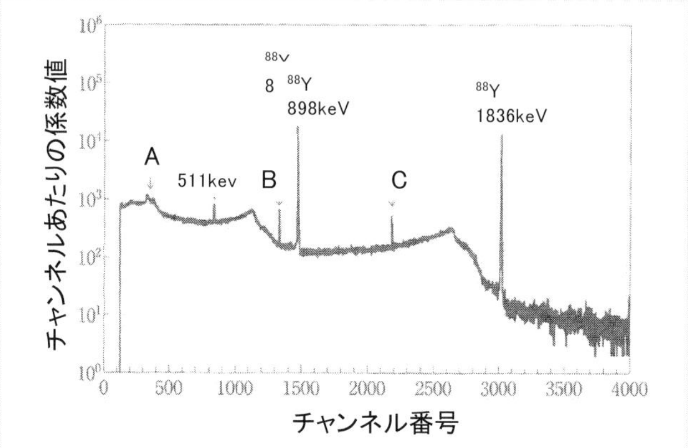

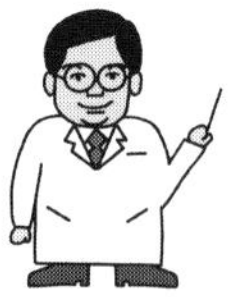

1. A はシングルエスケープピークである。 → ×
2. B はダブルエスケープである。 → ○
3. C は後方散乱ピークである。 → ×
4. コンプトン散乱は見られない。 → ×
5. 511 keV のピークは 898 keV 光子によって生じた陽電子の消滅γ線を示す。 → ×

解答 → 2

Q034 空気の質量減弱係数および質量エネルギー吸収計数を示す。0.1 MeV 光子のエネルギーフルエンス 2×10^{2} $Jm^{-2}h^{-1}$ である点の空気衝突カーマ率（Gyh^{-1}）はどれか。

1. 0.03
2. 0.05
3. 0.31
4. 0.47
5. 3.1

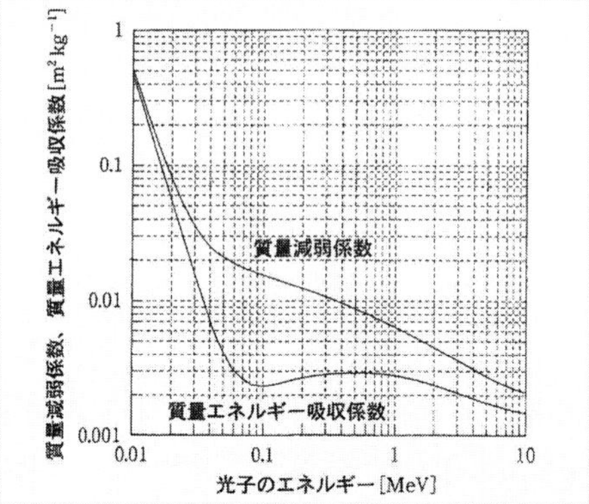

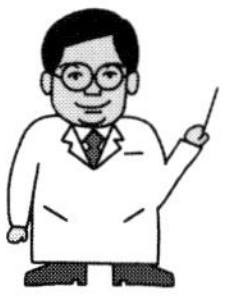

1. 0.03 → ×
2. 0.05 → ×
3. 0.31 → ×
4. 0.47 → ○
5. 3.1 → ×

グラフから 0.1 MeV 光子の質量エネルギー吸収係数の値を読み取ると約 0.00235 m^2kg^{-1} である。これにエネルギーフルエンスを乗じる。

$$0.00235\ (m^2kg^{-1}) \times 2 \times 10^2\ (Jm^{-2}h^{-1}) = 0.474\ (J/kg\ h^{-1})$$

解答 → 4

Q035 図は ^{60}Co γ線のエネルギースペクトル測定の結果である。エスケープピークはどれか。

1. ア
2. イ
3. ウ
4. エ
5. オ

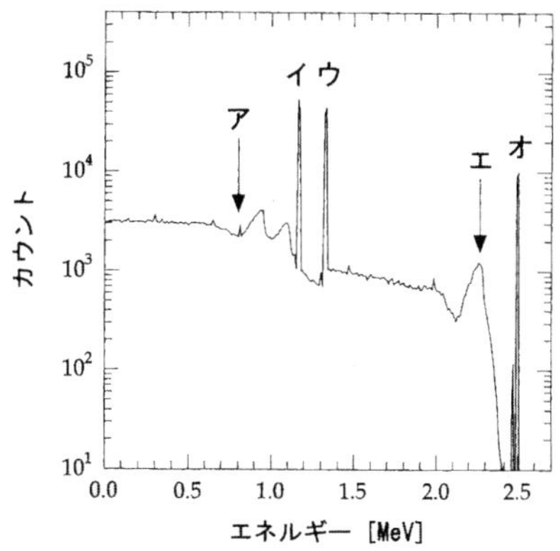

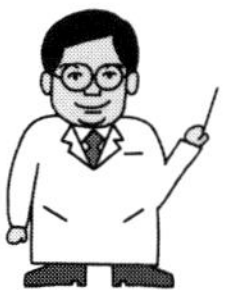

1. ア → ○
2. イ → ×
3. ウ → ×
4. エ → ×
5. オ → ×

解答 → 1

Q036 図はガスを封入した放射線検出器の印加電圧に対する収集イオン数の変化である。放射線のエネルギーに比例したイオン数を計測できる領域はどれか。2つ選べ。

1. ①
2. ②
3. ③
4. ④
5. ⑤

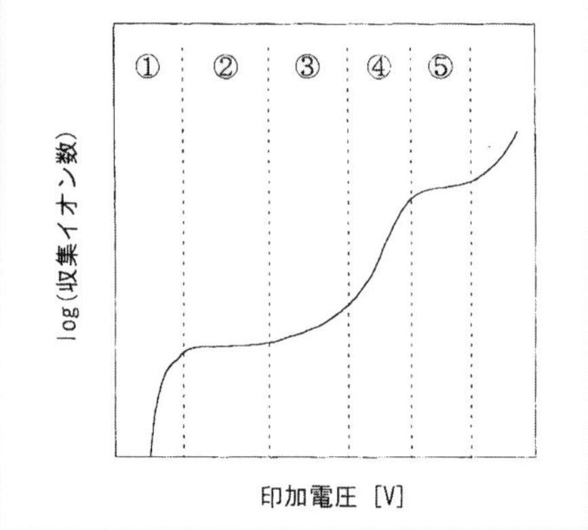

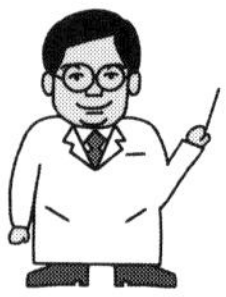

1. ①　→ ×
2. ②　→ ○
3. ③　→ ○
4. ④　→ ×
5. ⑤　→ ×

解答　→ 2、3

Q037 電離箱線量計と最も関係の少ないのはどれか。

1. 電流計
2. 電位計
3. 分解時間
4. ガードリング
5. イオン再結合損失

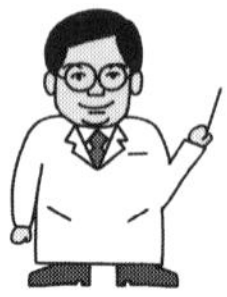

1. 電流計　→ ×
2. 電位計　→ ×
3. 分解時間　→ ○
4. ガードリング　→ ×
5. イオン再結合損失　→ ×

解答　→ 3

Q038 生成電荷量の直接測定に基づく線量計はどれか。

1. 固体飛跡検出器
2. 熱ルミネッセンス線量計
3. チェレンコフ線量計
4. 金箔しきい検出器
5. コンデンサ電離箱

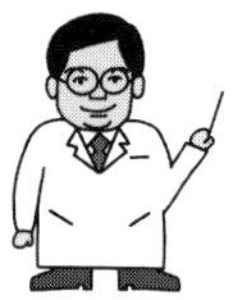

1. 固体飛跡検出器 → ×
2. 熱ルミネッセンス線量計 → ×
3. チェレンコフ線量計 → ×
4. 金箔しきい検出器 → ×
5. コンデンサ電離箱 → ○

解答 → **5**

Q039 生成電荷量の直接測定に基づく線量計はどれか。

1. ガラス線量計
2. フリッケ線量計
3. ポケット線量計
4. フィルムバッジ線量計
5. 熱ルミネッセンス線量計

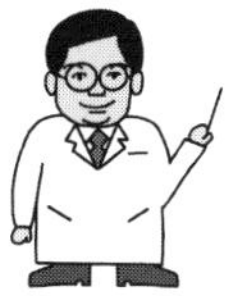

1. ガラス線量計 → ×
2. フリッケ線量計 → ×
3. ポケット線量計 → ○
4. フィルムバッジ線量計 → ×
5. 熱ルミネッセンス線量計 → ×

解答 → 3

Q040 電離箱の特性で誤っているのはどれか。

1. 電場により電離電流が流れる。
2. 電離箱が大きいほど感度が良い。
3. 電離作用を利用して動作させる。
4. 空気中に多数の電子と正孔の対が生じる。
5. 電荷の大きさの割合から線量を求めることができる。

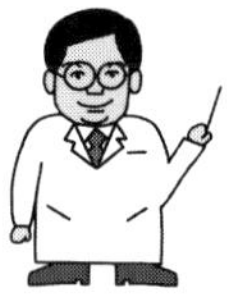

1. 電場により電離電流が流れる。　→ ×
2. 電離箱が大きいほど感度が良い。　→ ×
3. 電離作用を利用して動作させる。　→ ×
4. 空気中に多数の電子と正孔の対が生じる。　→ ○
5. 電荷の大きさの割合から線量を求めることができる。　→ ×

解答　→ 4

Q041　印加電圧とイオン数との両方に関係しない領域はどれか。

1. 電離箱領域
2. 再結合領域
3. GM 計数領域
4. 比例計数管領域
5. ビルドアップ領域

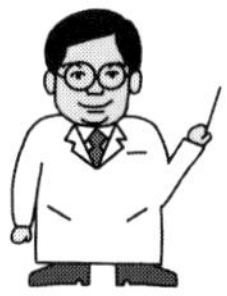

1. 電離箱領域　→ ×
2. 再結合領域　→ ×
3. GM 計数領域　→ ×
4. 比例計数管領域　→ ×
5. ビルドアップ領域　→ ○

解答　→ 5

Q042　GM 計数管で誤っているのはどれか。

1. ガスフロー型では Q ガスを用いる。
2. アルゴンやヘリウムなどの希ガスが用いられる。
3. 出力パルス波高は入射放射線の種類により大きく異なる。
4. ハロゲンガスを用いたものは有機ガスを用いたものよりも寿命が長い。
5. 数え落とし計数率と真の計数率との割合は、実測計数率と分解時間との積である。

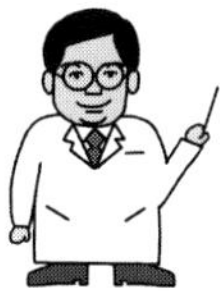

1. ガスフロー型では Q ガスを用いる。　→ ○
2. アルゴンやヘリウムなどの希ガスが用いられる。　→ ○
3. 出力パルス波高は入射放射線の種類により大きく異なる。　→ ×
4. ハロゲンガスを用いたものは有機ガスを用いたものよりも寿命が長い。　→ ○
5. 数え落とし計数率と真の計数率との割合は、実測計数率と分解時間との積である。　→ ○

解答　→ 3

Q043 GM 計数管の分解時間測定法はどれか。

1. 2 線源法
2. チャンネル比法
3. 内部標準線源法
4. 外部標準線源法
5. オシロスコープによる直接観察法

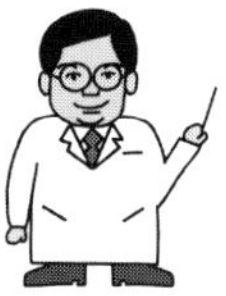

1. 2 線源法 → ×
2. チャンネル比法 → ×
3. 内部標準線源法 → ×
4. 外部標準線源法 → ×
5. オシロスコープによる直接観察法 → ○

解答 → **5**

Q044 比例計数管で誤っているのはどれか。

1. パルスの高さは集められる電荷に比例する。
2. ガス増幅を利用することによって十分な電荷が集まる。
3. 低い印加電圧では、再結合のためパルスの高さは高くなる。
4. 比例領域ではパルスの高さは最初に発生した電子－イオン対数に比例する。
5. 1 気圧で使用するときはアルゴンにメタンを加えた PR ガスがよく使われる。

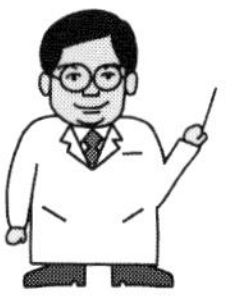

1. パルスの高さは集められる電荷に比例する。 → ×
2. ガス増幅を利用することによって十分な電荷が集まる。 → ×
3. 低い印加電圧では、再結合のためパルスの高さは高くなる。 → ○
4. 比例領域ではパルスの高さは最初に発生した電子－イオン対数に比例する。 → ×
5. 1 気圧で使用するときはアルゴンにメタンを加えた PR ガスがよく使われる。 → ×

解答 → **3**

Q045 図は、GM 計数管のパルス波形を示したものである。不感時間、分解時間、回復時間の組み合わせで正しいのはどれか。

	a	b	c
1.	不感時間	分解時間	回復時間
2.	分解時間	回復時間	不感時間
3.	回復時間	分解時間	不感時間
4.	不感時間	回復時間	分解時間
5.	回復時間	不感時間	分解時間

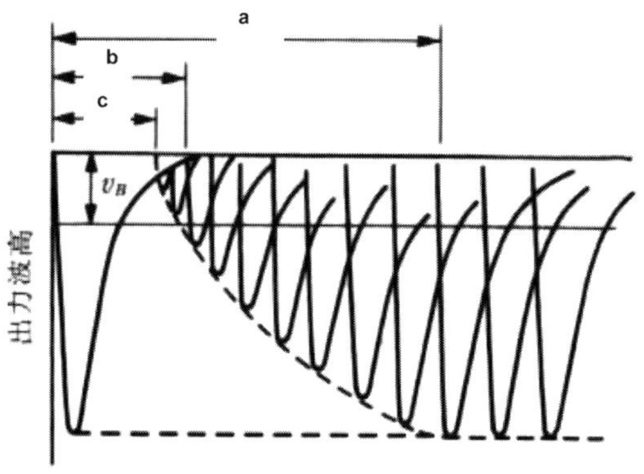

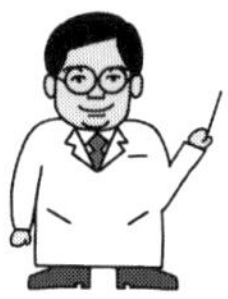

	a	b	c	
1.	不感時間	分解時間	回復時間	→ ×
2.	分解時間	回復時間	不感時間	→ ×
3.	回復時間	分解時間	不感時間	→ ○
4.	不感時間	回復時間	分解時間	→ ×
5.	回復時間	不感時間	分解時間	→ ×

解答　→ 3

Q046 ガスフロー計数管で誤っているのはどれか。

1. α線とβ線は区別して測定できない。
2. 試料を計数管の中に入れて測定できる。
3. 計数管の中に連続的に計数ガスを流すような構造である。
4. 窓なしガスフロー計数管はα線測定によく用いられる。
5. 窓なしガスフロー計数管は低エネルギーβ線雄測定に適している。

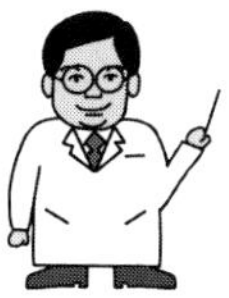

1. α 線と β 線は区別して測定できない。 → ○
2. 試料を計数管の中に入れて測定できる。 → ×
3. 計数管の中に連続的に計数ガスを流すような構造である。 → ×
4. 窓なしガスフロー計数管は α 線測定によく用いられる。 → ×
5. 窓なしガスフロー計数管は低エネルギー β 線雄測定に適している。 → ×

解答 → 1

Q047 図の光電子増倍管で正しいのはどれか。

	(A)	(B)	(C)
1.	収束電極	アルミニウム皮膜	透明光電面
2.	収束電極	透明光電面	アルミニウム皮膜
3.	透明光電面	アルミニウム皮膜	収束電極
4.	透明光電面	収束電極	アルミニウム皮膜
5.	アルミニウム皮膜	透明光電面	収束電極

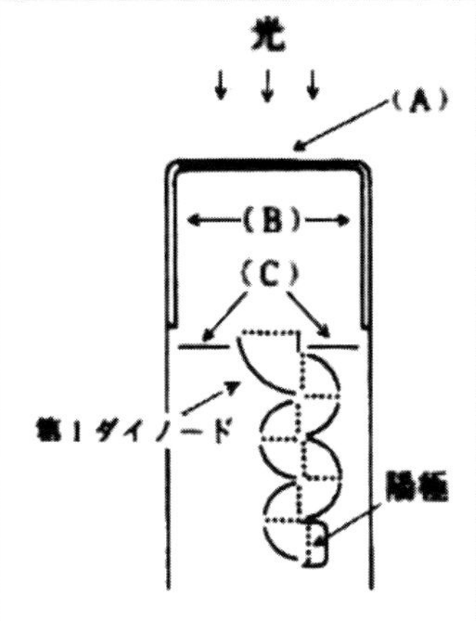

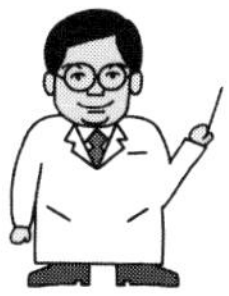

	(A)	(B)	(C)	
1.	収束電極	アルミニウム皮膜	透明光電面	→ ×
2.	収束電極	透明光電面	アルミニウム皮膜	→ ×
3.	透明光電面	アルミニウム皮膜	収束電極	→ ○
4.	透明光電面	収束電極	アルミニウム皮膜	→ ×
5.	アルミニウム皮膜	透明光電面	収束電極	→ ×

解答 → 3

Q048 NaI（Tl）シンチレーション計数装置の構成で正しいのはどれか。

	イ	ロ	ハ	ニ	ホ
1.	安定高圧電源	前置増幅器	波高分析器	比例増幅器	計数装置
2.	比例増幅器	波高分析器	安定高圧電源	前置増幅器	計数装置
3.	波高分析器	比例増幅器	前置増幅器	計数装置	安定高圧電源
4.	計数装置	安定高圧電源	前置増幅器	比例増幅器	波高分析器
5.	前置増幅器	比例増幅器	波高分析器	計数装置	安定高圧電源

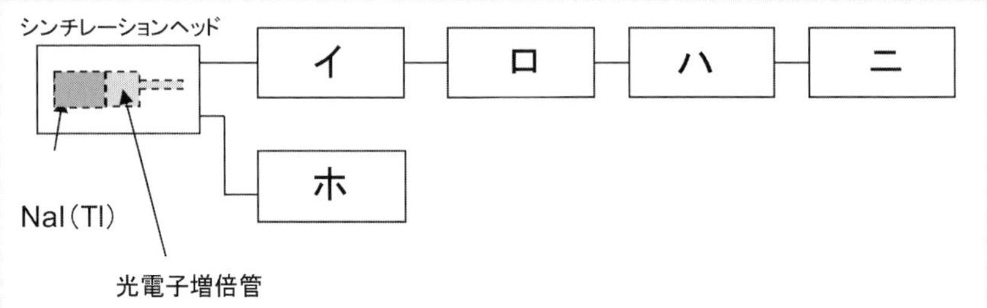

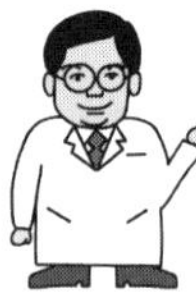

	イ	ロ	ハ	ニ	ホ	
1.	安定高圧電源	前置増幅器	波高分析器	比例増幅器	計数装置	→ ×
2.	比例増幅器	波高分析器	安定高圧電源	前置増幅器	計数装置	→ ×
3.	波高分析器	比例増幅器	前置増幅器	計数装置	安定高圧電源	→ ×
4.	計数装置	安定高圧電源	前置増幅器	比例増幅器	波高分析器	→ ×
5.	前置増幅器	比例増幅器	波高分析器	計数装置	安定高圧電源	→ ○

解答　→ **5**

Q049 熱ルミネッセンス線量計として用いないのはどれか。

1. LiF（Mg）
2. $CaSo_4$（Tm）
3. BeO（Na）
4. LaOBr（Tm）
5. Mag_2SiO_4（Tb）

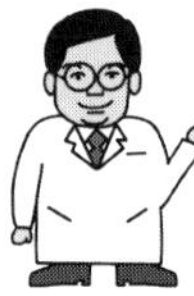

1. LiF（Mg）　→ ×
2. $CaSo_4$（Tm）　→ ×
3. BeO（Na）　→ ×
4. LaOBr（Tm）　→ ○
5. Mag_2SiO_4（Tb）　→ ×

解答　→ **4**

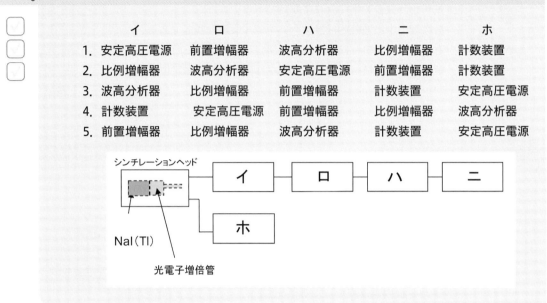

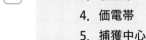

Q050 熱ルミネッセンス線量計と蛍光ガラス線量計との発光機序で共通でないのはどれか。

1. 光励起
2. 伝導体
3. 禁止帯
4. 価電帯
5. 捕獲中心

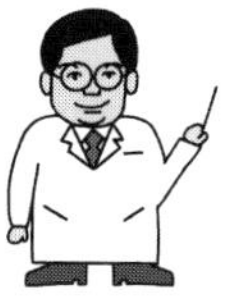

1. 光励起 → ○
2. 伝導体 → ×
3. 禁止帯 → ×
4. 価電帯 → ×
5. 捕獲中心 → ×

解答 → 1

Q051 線量測定にフィルムを用いる場合で誤っているのはどれか。

1. 方向依存性は無視できる。
2. 現像処理条件を一定にする。
3. 乳剤ロット番号が同じものを使う。
4. 濃度を線量に変換する。
5. 照射から現像までの時間を一定にする。

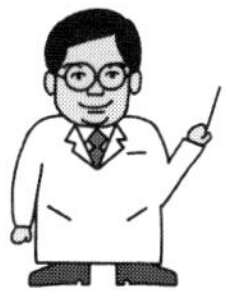

1. 方向依存性は無視できる。 → ○
2. 現像処理条件を一定にする。 → ×
3. 乳剤ロット番号が同じものを使う。 → ×
4. 濃度を線量に変換する。 → ×
5. 照射から現像までの時間を一定にする。 → ×

解答 → 1

Q052 放射線の電離作用を直接利用するのはどれか。

1. チェレンコフ検出器
2. 金箔しきい検出器
3. CsI（Tl）シンチレーション検出器
4. ガラス線量計
5. 半導体検出器

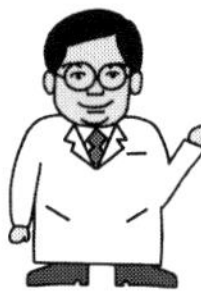

1. チェレンコフ検出器 → ×
2. 金箔しきい検出器 → ×
3. CsI（Tl）シンチレーション検出器 → ×
4. ガラス線量計 → ×
5. 半導体検出器 → ○

解答 → 5

Q053 荷電粒子の飛跡を直接観測できるのはどれか。

1. GM 計数管
2. 原子核乾板
3. パルス電離箱
4. チェレンコフ検出器
5. シンチレーション検出器

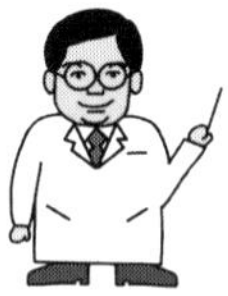

1. GM 計数管 → ×
2. 原子核乾板 → ○
3. パルス電離箱 → ×
4. チェレンコフ検出器 → ×
5. シンチレーション検出器 → ×

解答 → 2

Q054 正しい組み合わせはどれか。

1. 電離箱 ――― 電子なだれ
2. 比例計数管 ――― ガス増幅
3. GM 計数管 ――― 飽和電流
4. シンチレーション検出器 ――― 電子・正孔対
5. 半導体検出器 ――― 光電子増倍管

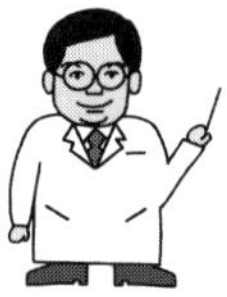

1. 電離箱 ――― 電子なだれ → ×
2. 比例計数管 ――― ガス増幅 → ○
3. GM 計数管 ――― 飽和電流 → ×
4. シンチレーション検出器 ――― 電子・正孔対 → ×
5. 半導体検出器 ――― 光電子増倍管 → ×

解答 → 2

Q055 図はサーベイメータのエネルギー特性の一例である。該当するサーベイメータはどれか。

1. 電離箱サーベイメータ
2. GM サーベイメータ
3. シンチレーションサーベイメータ
4. 中性子サーベイメータ
5. ガスフロー型サーベイメータ

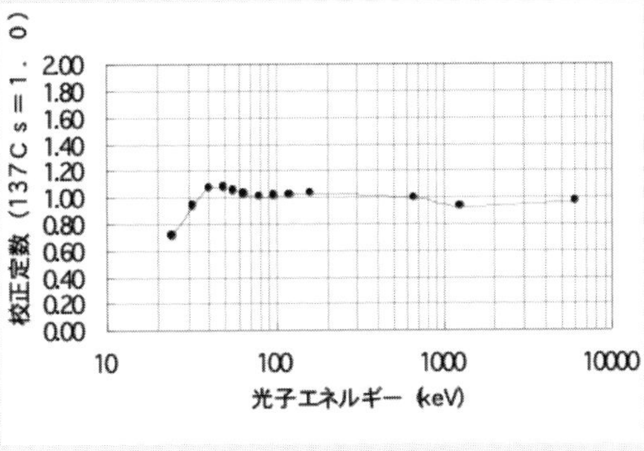

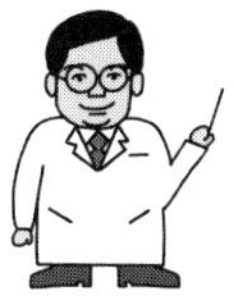

1. 電離箱サーベイメータ → ○
2. GM サーベイメータ → ×
3. シンチレーションサーベイメータ → ×
4. 中性子サーベイメータ → ×
5. ガスフロー型サーベイメータ → ×

解答 → 1

Q056 図はサーベイメータのエネルギー特性の一例である。該当するサーベイメータはどれか。

1. 電離箱サーベイメータ
2. GM サーベイメータ
3. シンチレーションサーベイメータ
4. 中性子サーベイメータ
5. ガスフロー型サーベイメータ

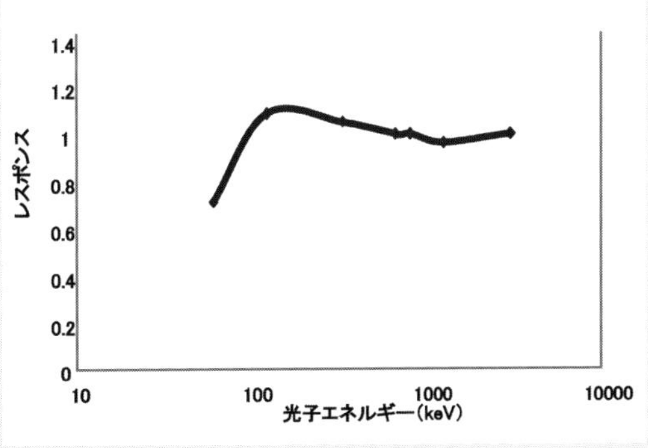

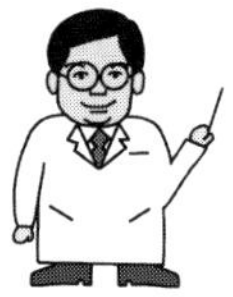

1. 電離箱サーベイメータ → ×
2. GM サーベイメータ → ×
3. シンチレーションサーベイメータ → ○
4. 中性子サーベイメータ → ×
5. ガスフロー型サーベイメータ → ×

解答 → 3

Q057 図はサーベイメータのエネルギー特性の一例である。該当するサーベイメータはどれか。

1. 電離箱サーベイメータ
2. GM サーベイメータ
3. シンチレーションサーベイメータ
4. 中性子サーベイメータ
5. ガスフロー型サーベイメータ

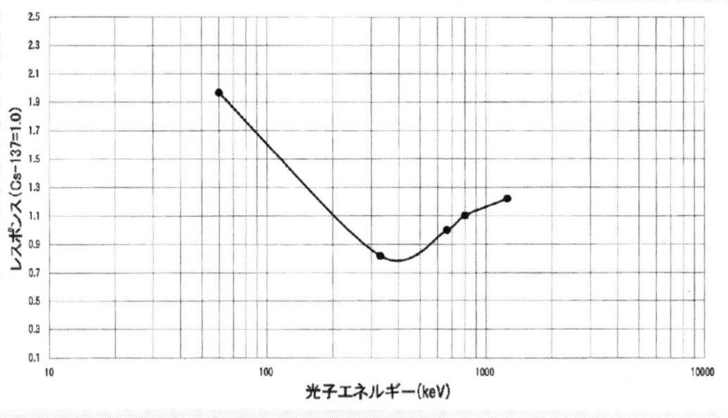

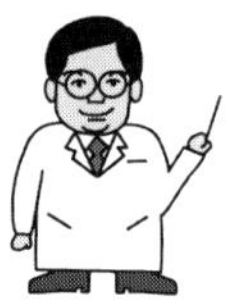

1. 電離箱サーベイメータ → ×
2. GM サーベイメータ → ○
3. シンチレーションサーベイメータ → ×
4. 中性子サーベイメータ → ×
5. ガスフロー型サーベイメータ → ×

解答 → 2

Q058 フェーディングがあるのはどれか。2 つ選べ。

1. TLD
2. 電離箱
3. フィルム
4. GM 計数管
5. シンチレーションカウンタ

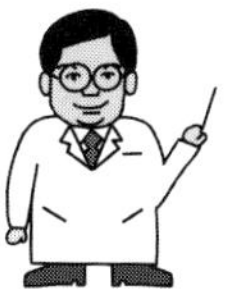

1. TLD → ○
2. 電離箱 → ×
3. フィルム → ○
4. GM 計数管 → ×
5. シンチレーションカウンタ → ×

解答 →1、3

Q059 10MVX 線治療室の出入口ドアの漏洩線量測定に使用するものはどれか。2 つ選べ。

1. 電離箱サーベイメータ
2. GM 計数管サーベイメータ
3. ガスフロー型サーベイメータ
4. BF_3 比例計数管サーベイメータ
5. シンチレーションサーベイメータ

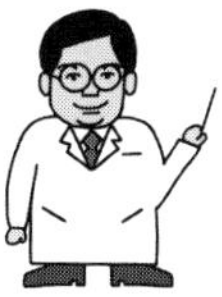

1. 電離箱サーベイメータ → ○
2. GM 計数管サーベイメータ → ×
3. ガスフロー型サーベイメータ → ×
4. BF_3 比例計数管サーベイメータ → ○
5. シンチレーションサーベイメータ → ×

解答 →1、4

Q060 熱中性子計測に関係ないのはどれか。

1. GM 計数管
2. 金箔検出器
3. 核分裂検出器
4. ^{3}He 比例計数管
5. BF_3 比例計数管

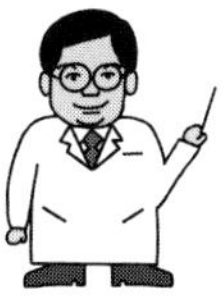

1. GM 計数管 → ○
2. 金箔検出器 → ×
3. 核分裂検出器 → ×
4. ^{3}He 比例計数管 → ×
5. BF_3 比例計数管 → ×

解答 →1

Q061　X 線の半価層の測定で誤っているのはどれか。

1. 管電流の影響を受けない。
2. 吸収板と線量計は 30 cm 以上離す。
3. ゼロ照射野の半価層は外挿で得られる。
4. 吸収板の純度は 80%あれば十分である。
5. 線質は半価層から一元的に決定できない。

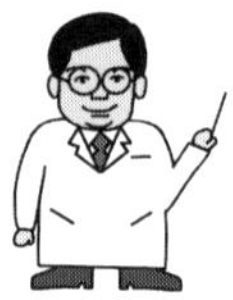

1. 管電流の影響を受けない。　→ ×
2. 吸収板と線量計は 30 cm 以上離す。　→ ×
3. ゼロ照射野の半価層は外挿で得られる。　→ ×
4. 吸収板の純度は 80%あれば十分である。　→ ○
5. 線質は半価層から一元的に決定できない。　→ ×

解答　→ 4

Q062　NaI（Tl）検出器のエネルギー分解能を求めるのに適切なのはどれか。

1. サムピーク
2. 後方散乱ピーク
3. コンプトンエッジ
4. エスケープピーク
5. 全エネルギー吸収ピーク

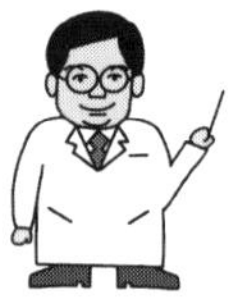

1. サムピーク　→ ×
2. 後方散乱ピーク　→ ×
3. コンプトンエッジ　→ ×
4. エスケープピーク　→ ×
5. 全エネルギー吸収ピーク　→ ○

解答　→ 5

Q063　低エネルギー β 線放射性核種の放測定で最も適した測定法はどれか。

1. GM 計数管 2 π ガスフロー法
2. GM 計数管 4 π ガスフロー法
3. GM 計数管定位立体角法
4. 液体シンチレーション法
5. β - γ 同時計数法

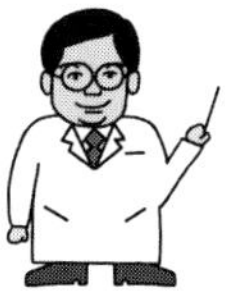

1. GM 計数管 2 π ガスフロー法 → ×
2. GM 計数管 4 π ガスフロー法 → ×
3. GM 計数管定位立体角法 → ×
4. 液体シンチレーション法 → ○
5. β - γ 同時計数法 → ×

解答 → 4

Q064 絶対測定法でないのはどれか。

1. 定位立体測定法
2. β - γ 同時計数法
3. サンドイッチ法
4. カロリメータによる方法
5. ガスフロー計数管を用いた方法

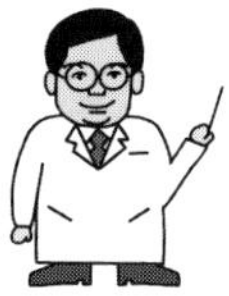

1. 定位立体測定法 → ×
2. β - γ 同時計数法 → ×
3. サンドイッチ法 → ○
4. カロリメータによる方法 → ×
5. ガスフロー計数管を用いた方法 → ×

解答 → 3

Q065 絶対線量を量る測定器として使用できるのはどれか。2 つ選べ。

1. 蛍光ガラス線量計
2. MOSFET 線量計
3. 熱量計
4. 電離箱
5. TLD

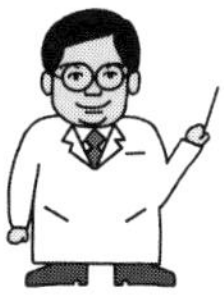

1. 蛍光ガラス線量計 → ×
2. MOSFET 線量計 → ×
3. 熱量計 → ○
4. 電離箱 → ○
5. TLD → ×

解答 → 3、4

Q066　^{99m}Tc-パーテクネイト（$^{99m}TcO_4^-$）液（約 1.8 GBq）の放射能を測定するのに、最も適した測定器はどれか。

1. GM 計数管
2. パルス電離箱
3. ウェル形電離箱
4. ガスフローカウンタ
5. 液体シンチレーションカウンタ

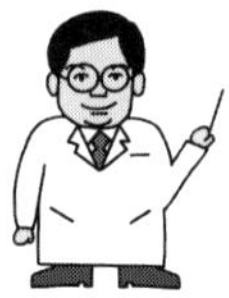

1. GM 計数管 → ×
2. パルス電離箱 → ×
3. ウェル形電離箱 → ○
4. ガスフローカウンタ → ×
5. 液体シンチレーションカウンタ → ×

解答　→ 3

Q067　BF_3 計数管の反応で正しいのはどれか。

1. (n, α)
2. (n, n)
3. (n, p)
4. (n, 2n)
5. (n, γ)

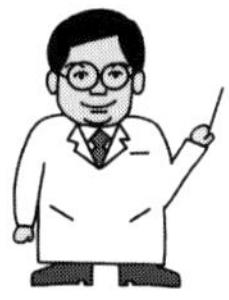

1. (n, α) → ○
2. (n, n) → ×
3. (n, p) → ×
4. (n, 2n) → ×
5. (n, γ) → ×

解答　→ 1

Q068 光電子増倍管を使用している測定器はどれか。2つ選べ。

1. BF_3 計数管
2. ガラス線量計
3. ウェル型電離箱
4. 高純度 Ge 検出器
5. 液体シンチレーション検出器

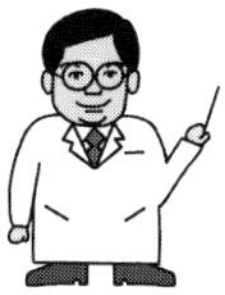

1. BF_3 計数管 → ×
2. ガラス線量計 → ○
3. ウェル型電離箱 → ×
4. 高純度 Ge 検出器 → ×
5. 液体シンチレーション検出器 → ○

解答 → **2、5**

Q069 微小容積内で図のようなコンプトン散乱が発生した。カーマと吸収線量の組み合わせで正しいのはどれか。ただし、制動放射線は無視する。

	カーマ	吸収線量
1.	E_1	T_0
2.	T_0	$T_0 - T_1$
3.	T_1	T_1
4.	$E_0 - T_0$	$E_0 - E_1$
5.	$E_0 - E1$	$T_0 - T_1 - E_1$

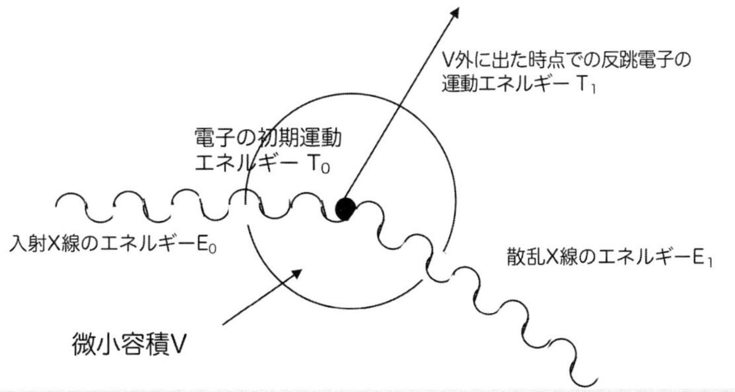

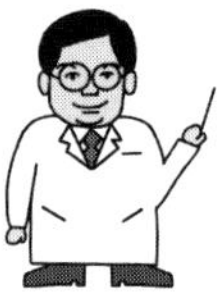

	カーマ	吸収線量	
1.	E_1	T_0	→ ×
2.	T_0	$T_0 - T_1$	→ ○
3.	T_1	T_1	→ ×
4.	$E_0 - T_0$	$E_0 - E_1$	→ ×
5.	$E_0 - E1$	$T_0 - T_1 - E_1$	→ ×

カーマ　：微小容積 V 中で非荷電粒子によって発生した全ての荷電粒子の初期運動エネルギー

吸収線量：質量 dm に付与された平均付与エネルギー

解答　→ 2

Q070　光電子増倍管で正しいのはどれか。

1. 電離箱と組み合わせて使用される。
2. ダイノードは 10 ～ 15 段で構成される。
3. 検出器で発生した蛍光は光電陽極で光電子に変換される。
4. ダイノード間は印加された磁場により電子が加速・増幅される。
5. 増幅された電子はライカガイドを通じてプリアンプへ信号が送られる。

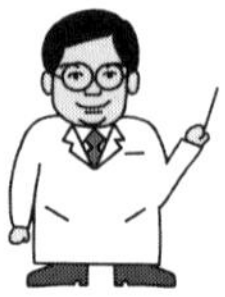

1. 電離箱と組み合わせて使用される。　→ ×
   シンチレーション検出器など励起を利用した測定器と組み合わせる。
2. ダイノードは 10 ～ 15 段で構成される。　→ ○
3. 検出器で発生した蛍光は光電陽極で光電子に変換される。　→ ×
   光電陰極で光電子に変換される。
4. ダイノード間は印加された磁場により電子が加速・増幅される。　→ ×
   電場により電子が加速・増幅される。
5. 増幅された電子はライカガイドを通じてプリアンプへ信号が送られる。　→ ×
   集電極を通じてプリアンプへ信号が送られる。

解答　→ 2

Q071　光子が $1m^2$ の照射面積を 2 秒間に 10^6 個通過した。この時のフルエンス率（$m^{-2}・s^{-1}$）はどれか。

1. 1×10^{15}
2. 5×10^{15}
3. 1×10^{16}
4. 5×10^{16}
5. 1×10^{17}

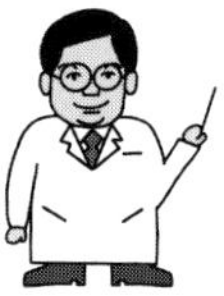

1. 1×10^{15} → ×
2. 5×10^{15} → ○
3. 1×10^{16} → ×
4. 5×10^{16} → ×
5. 1×10^{17} → ×

$$\Phi=\frac{10^6}{2}=5\times10^{15}\ (\mathrm{m^{-2}\cdot s^{-1}})$$

解答 → 2

Q072 空間分解能が最も優れているのはどれか。

1. 蛍光ガラス素子
2. ファーマ形電離箱
3. 平衡平板形電離箱
4. 熱ルミネセンス素子
5. ラジオクロミックフィルム

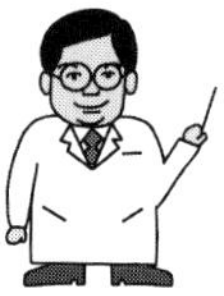

1. 蛍光ガラス素子 → ×
2. ファーマ形電離箱 → ×
3. 平衡平板形電離箱 → ×
4. 熱ルミネセンス素子 → ×
5. ラジオクロミックフィルム → ○

空間分解能はフィルムが優れている。

解答 → 5

Q073 X線フィルムに対するラジオクロミックフィルムの特徴で正しいのはどれか。

1. 水中利用はできない。
2. 反応は温度依存がない。
3. 照射後の濃度上昇はない。
4. エネルギー依存性は大きい。
5. 読み取り方向に依存性がある。

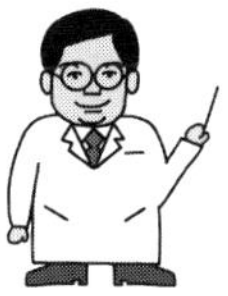

1. 水中利用はできない。　→ ×
2. 反応は温度依存がない。　→ ×
3. 照射後の濃度上昇はない。　→ ×
4. エネルギー依存性は大きい。　→ ×
5. 読み取り方向に依存性がある。　→ ○

解答　→ 5

Q074　空洞電離箱線量計で診断用 X 線の線量測定で正しいのはどれか。

1. 温度気圧補正が必要である。
2. 極性効果補正が必要である。
3. イオン再結合補正が必要である。
4. 水吸収線量構成定数が必要である。
5. 線量計にビルドアップキャップを装着して測定する。

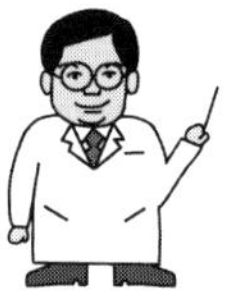

1. 温度気圧補正が必要である。　→ ○
2. 極性効果補正が必要である。　→ × 必要ない
3. イオン再結合補正が必要である。　→ × 必要ない
4. 水吸収線量構成定数が必要である。　→ × 必要ない
5. 線量計にビルドアップキャップを装着して測定する。　→ × 装着しない

電離箱線量計では、診断用と治療用の違いを理解する必要がある。

解答　→ 1

Q075　β 線測定で計測値 100 カウントが得られたとき、その標準偏差はどれか。

1. 1
2. 5
3. 10
4. 15
5. 20

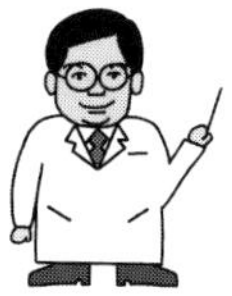

1. 1 → ×
2. 5 → ×
3. 10 → ○
4. 15 → ×
5. 20 → ×

標準偏差 $\sigma = \sqrt{N}$ より

$\sigma = \sqrt{100} = 10$

解答 → **3**

Q076 ウェル型 NaI(Tl) 検出器による放射能測定で正しいのはどれか。

1. 測定位置依存性がない。
2. 気体状の試料の測定に用いる。
3. 検出効率は試料の体積に依存しない。
4. パルス波高分布のデータをもとに計数値を決定する。
5. 放出 β 線のエネルギーを含む波高弁別レベルを設定する。

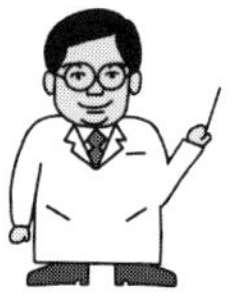

1. 測定位置依存性がない。 → × **依存性はある**
2. 気体状の試料の測定に用いる。 → × **固体状の試料の測定**
3. 検出効率は試料の体積に依存しない。 → × **体積に依存する**
4. パルス波高分布のデータをもとに計数値を決定する。 → ○
5. 放出 β 線のエネルギーを含む波高弁別レベルを設定する。 → × **放出 γ 線のエネルギー**

解答 → **4**

Q077 光電子増管を利用する放射線検出器はどれか。2 つ選べ。

1. GM 計数管
2. OSL 線量計
3. 半導体検出器
4. 蛍光ガラス線量計
5. ラジオクロミックフィルム

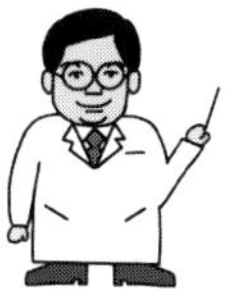

1. GM 計数管　→ ×
2. OSL 線量計　→ ○
3. 半導体検出器　→ ×
4. 蛍光ガラス線量計　→ ○
5. ラジオクロミックフィルム　→ ×

光電子増管を利用する放射線検出器は励起を利用した検出器である。蛍光ガラス線量計は読み取り装置に光電子増管が利用されている。

解答　→ 2、4

Q078　Bragg-Gray の空洞理論の成立条件で正しいのはどれか。

1. 空洞内で消滅する二次電子があること。
2. 二次電子は媒質と空洞内で生じること。
3. 入射光子は空洞内で相互作用をしないこと。
4. 空洞内で二次電子フルエンスが変化すること。
5. 空洞の大きさは二次電子の飛程より大きいこと。

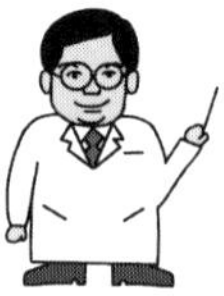

1. 空洞内で消滅する二次電子があること。　→ ×
2. 二次電子は媒質と空洞内で生じること。　→ ×
3. 入射光子は空洞内で相互作用をしないこと。　→ ○
4. 空洞内で二次電子フルエンスが変化すること。　→ ×　変化しないこと
5. 空洞の大きさは二次電子の飛程より大きいこと。

→ ×　二次電子の飛程より小さいこと

解答　→ 3

Q079　気体検出器と出力電流パルスの関係において、ガス増幅が起こり始める領域はどれか。

1. 境界
2. 再結合
3. 電離箱
4. 比例計数管
5. GM 計数管

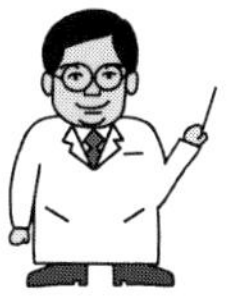

1. 境界　→ ×
2. 再結合　→ ×
3. 電離箱　→ ×
4. 比例計数　→ ○
5. GM 計数管　→ ×

解答　→ **4**

Q080 確率分布が平均値 μ、標準偏差 σ のガウス分布に従う放射線計測において測定値が $\mu \pm \sigma$ に入る確率に最も近いのはどれか。

1. 34%
2. 50%
3. 68%
4. 75%
5. 96%

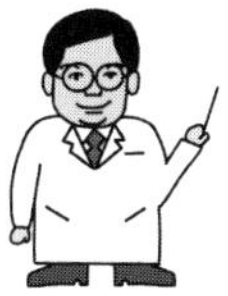

1. 34%　→ ×
2. 50%　→ ×
3. 68%　→ ○
4. 75%　→ ×
5. 96%　→ ×

$\pm\sigma$　：68.3%
$\pm 2\sigma$：95.5%
$\pm 3\sigma$：99.9%

解答　→ **3**

Q081 診断用 X 線の半価層計測で正しいのはどれか。

1. 吸収体として鉛を用いる。
2. 小型の空気電離箱を用いる。
3. 吸収体と検出器を密着させる。
4. 純度 50%以上の吸収体を用いる。
5. 照射野を吸収体の大きさに合わせる。

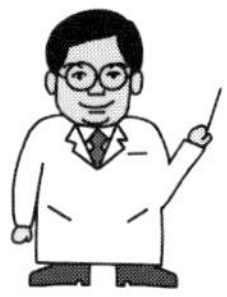

1. 吸収体として鉛を用いる。 → × Al、Cu を用いる
2. 小型の空気電離箱を用いる。 → ○
3. 吸収体と検出器を密着させる。 → × 離す
4. 純度 50%以上の吸収体を用いる。 → × Cu:99.2%以上、Al：99.8%以上
5. 照射野を吸収体の大きさに合わせる。 → × 電離箱空洞の大きさに合わせる

解答 → 2

Q083 組み合わせで正しいのはどれか。2 つ選べ。

1. カーマ ―――― $C \cdot kg^{-1}$
2. シーマ ―――― $J \cdot kg^{-1}$
3. 吸収線量 ―――― $C \cdot kg^{-1}$
4. 照射線量 ―――― $J \cdot kg^{-1}$
5. 質量阻止能 ―――― $J \cdot m^2 \cdot kg^{-1}$

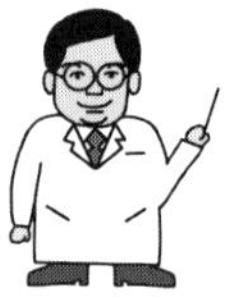

1. カーマ ―――― $C \cdot kg^{-1}$ → ×
2. シーマ ―――― $J \cdot kg^{-1}$ → ×
3. 吸収線量 ―――― $C \cdot kg^{-1}$ → ○
4. 照射線量 ―――― $J \cdot kg^{-1}$ → ×
5. 質量阻止能 ―――― $J \cdot m^2 \cdot kg^{-1}$ → ○

解答 → 2、5

Q084 定位放射線治療の線量計計測で正しいのはどれか。2 つ選べ。

1. 側方電子平衡が無視できる。
2. 電離空洞は小さい方が良い。
3. 出力係数の測定が必要である。
4. フィルムは検出器として用いられない。
5. 電離箱線量計のステム効果は無視できる。

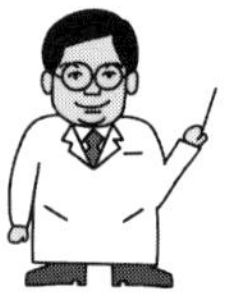

1. 側方電子平衡が無視できる。 → × 無視できない
2. 電離空洞は小さい方が良い。 → ○
3. 出力係数の測定が必要である。 → ○
4. フィルムは検出器として用いられない。 → × 用いられる
5. 電離箱線量計のステム効果は無視できる。 → × 無視できない

解答 → 2、3

Q085 個人被曝線量計で用いられないのはどれか。

1. TLD 線量計
2. 半導体線量計
3. ポケット線量計
4. フィルムバッジ線量計
5. フリッケ線量計

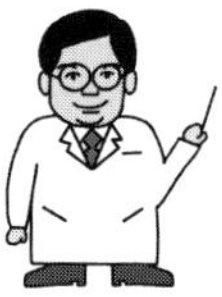

1. TLD 線量計 → ×
2. 半導体線量計 → ×
3. フリッケ線量計 → ○
4. ポケット線量計 → ×
5. フィルムバッジ線量計 → ×

フリッケ線量計はガラス容器で作製されており、郵送線量測定に用いられる。

解答 → 3

Q086 ある物質の質量減弱係数 μ/ρ、質量エネルギー転移係数 μ_{tr}/ρ、質量エネルギー吸収係数 μ_{en}/ρ で正しい関係はどれか。

1. $\mu/\rho > \mu_{en}/\rho > \mu_{tr}/\rho$
2. $\mu/\rho > \mu_{tr}/\rho > \mu_{en}/\rho$
3. $\mu_{en}/\rho > \mu_{tr}/\rho > \mu/\rho$
4. $\mu_{tr}/\rho > \mu_{en}/\rho > \mu/\rho$
5. $\mu_{tr}/\rho > \mu/\rho > \mu_{en}/\rho$

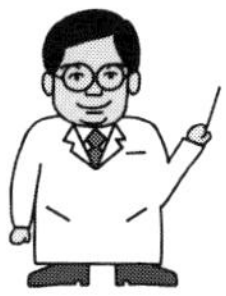

1. $\mu/\rho > \mu_{en}/\rho > \mu_{tr}/\rho$ → ×
2. $\mu/\rho > \mu_{tr}/\rho > \mu_{en}/\rho$ → ○
3. $\mu_{en}/\rho > \mu_{tr}/\rho > \mu/\rho$ → ×
4. $\mu_{tr}/\rho > \mu_{en}/\rho > \mu/\rho$ → ×
5. $\mu_{tr}/\rho > \mu/\rho > \mu_{en}/\rho$ → ×

解答 → 2

Q087

放射性試料を測定時間 t で測定したとき全計数値 N が得られた。このときの標準偏差を含む計数率を求める式として正しいのはどれか。ただし、測定値はポアソン分布に従うものとする。

1. $N \pm \sqrt{N}$
2. $N \pm \frac{\sqrt{N}}{t}$
3. $\frac{N}{t} \pm \sqrt{N}$
4. $\frac{N}{t} \pm \frac{\sqrt{N}}{t}$
5. $\frac{N}{t} \pm \sqrt{\frac{N}{t}}$

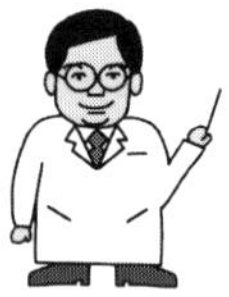

1. $N \pm \sqrt{N}$　→ ×
2. $N \pm \frac{\sqrt{N}}{t}$　→ ×
3. $\frac{N}{t} \pm \sqrt{N}$　→ ×
4. $\frac{N}{t} \pm \frac{\sqrt{N}}{t}$　→ ○
5. $\frac{N}{t} \pm \sqrt{\frac{N}{t}}$　→ ×

解答　→ 4

Q088

光子線の線質指標 $TPR_{20,10}$ の基準条件で誤っているのはどれか。

1. 固体ファントムを使用
2. 照射野サイズは 10 cm × 10 cm
3. SCD は 100 cm
4. 測定深は 10 g・cm^{-2} および 20 g・cm^{-2}
5. 円筒形電離箱の基準点は電離空洞の幾何学的中心である。

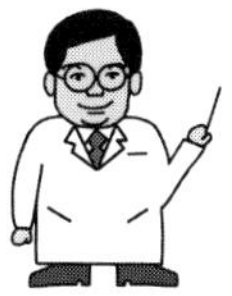

1. 固体ファントムを使用 → ○
2. 照射野サイズは 10 cm×10 cm → ×
3. SCD は 100 cm → ×
4. 測定深は 10 g・cm^{-2} および 20 g・cm^{-2} → ×
5. 円筒形電離箱の基準点は電離空洞の幾何学的中心である。 → ×

解答 →1

Q089 電離箱線量計のイオン再結合補正で正しいのはどれか。2 つ選べ。

1. 補正係数は 1.0 未満である。
2. パルス放射線には 2 点電圧法が推奨される。
3. 初期再結合は異なる電離トラック間で生じる。
4. 計算式はパルス放射線と連続放射線で共通である。
5. 印加電圧の変更ができない場合、ボーグの理論式で計算する。

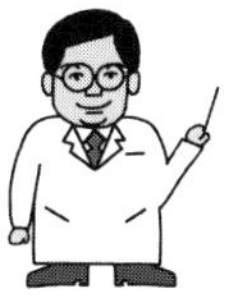

1. 補正係数は 1.0 未満である。 → × 1.0 以上
2. パルス放射線には 2 点電圧法が推奨される。 → ○
3. 初期再結合は異なる電離トラック間で生じる。 → × 1 つの電離トラックで生じる
4. 計算式はパルス放射線と連続放射線で共通である。 → × 異なる
5. 印加電圧の変更ができない場合、ボーグの理論式で計算する。 → ○

解答 →2、5

Q090 陽子線と物質の相互作用で誤っているのはどれか。

1. 核反応
2. 制動放射
3. クーロン散乱
4. コンプトン散乱
5. ラザフォード散乱

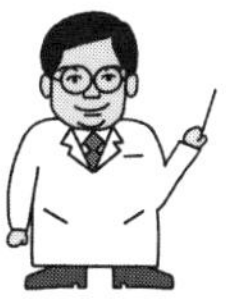

1. 核反応 → ×
2. 制動放射 → ×
3. クーロン散乱 → ×
4. コンプトン散乱 → ○
5. ラザフォード散乱 → ×

コンプトン散乱は γ 線と物質の相互作用である。

解答 →4

Q091　非荷電粒子のみに定義される量はどれか。

1. 断面積
2. 吸収線量
3. フルエンス
4. 質量阻止能
5. 質量減弱係数

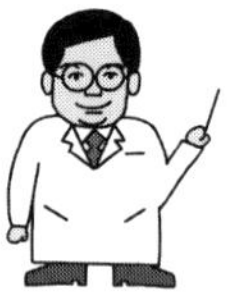

1. 断面積　→ ×
2. 吸収線量　→ ×
3. フルエンス　→ ×
4. 質量阻止能　→ ×
5. 質量減弱係数　→ ○

解答　→ 5

Q092　固体の電離電荷を測定する放射線検出器はどれか。

1. 電離箱
2. GM 計数管
3. 半導体検出器
4. シンチレーション検出器
5. カロリメータ

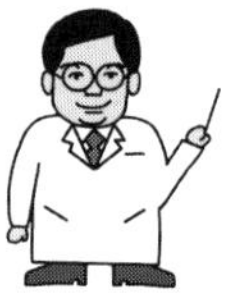

1. 電離箱　→ ×　気体の電離電荷の測定
2. GM 計数管　→ ×　気体の電離電荷の測定
3. 半導体検出器　→ ○
4. シンチレーション検出器　→ ×　蛍光作用の利用
5. カロリメータ　→ ×　温度の測定

解答　→ 3

Q093　ブラック・グレイの空洞理論で正しいのはどれか。2 つ選べ。

1. 二次電子の飛程は空洞より大きい。
2. δ線を除外した阻止能比を用いている。
3. 空洞内の電離電荷から媒質の吸収線量が求められる。
4. 質量衝突阻止能比はエネルギーで大きく変化する。
5. 媒質と空洞材質の質量エネルギー吸収係数は同一である。

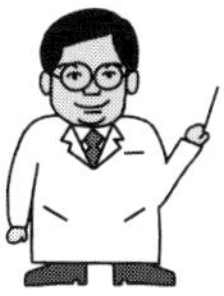

1. 二次電子の飛程は空洞より大きい。 → ○
2. δ線を除外した阻止能比を用いている。 → ×
3. 空洞内の電離電荷から媒質の吸収線量が求められる。 → ○
4. 質量衝突阻止能比はエネルギーで大きく変化する。 → ×
5. 媒質と空洞材質の質量エネルギー吸収係数は同一である。 → × 解答 →1、3

Q094 蛍光ガラス線量計で正しいのはどれか。2つ選べ。

1. 放射線照射により蛍光中心が生成される。
2. TLDと比較してフェーディングの影響は小さい。
3. 1回読み取りを行うと照射された専用情報を失う。
4. 放射線エネルギー依存性は無視できる。
5. 照射後、紫外線をあてると青色の蛍光を発生する。

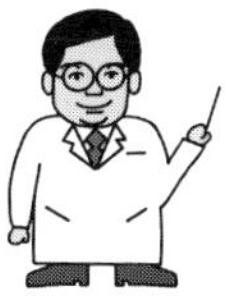

1. 放射線照射により蛍光中心が生成される。 → ○
2. TLDと比較してフェーディングの影響は小さい。 → ○
3. 1回読み取りを行うと照射された専用情報を失う。 → ×
4. 放射線エネルギー依存性は無視できる。 → ×
5. 照射後、紫外線をあてると青色の蛍光を発生する。 → × 解答 →1、2

Q095 光子線の線量計測で誤っているのはどれか。

1. 吸収線量は二次電子平衡の状態で測定する。
2. 電子平衡状態では、吸収線量と空気カーマは等しい。
3. 吸収線量は二次電子から発生する制動放射線も寄与しない。
4. 電子平衡状態では、物質の吸収線量は質量エネルギー・吸収係数に比例する。
5. カーマには荷電粒子の初期運動エネルギーに制動放射線として放出されるエネルギーは含まない。

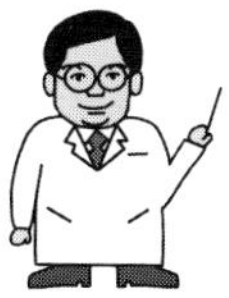

1. 吸収線量は二次電子平衡の状態で測定する。 → ×
2. 電子平衡状態では、吸収線量と空気カーマは等しい。 → ×
3. 吸収線量は二次電子から発生する制動放射線も寄与しない。 → ×
4. 電子平衡状態では、物質の吸収線量は質量エネルギー・吸収係数に比例する。 → ×
5. カーマには荷電粒子の初期運動エネルギーに制動放射線として放出されるエネルギーは含まない。 → ○

解答 →5

Q096 サーベイメータを用いた放射性同位元素による表面汚染の直接測定法で正しいのはどれか。2つ選べ。

1. 測定器を測定面から離して計測する。
2. あらかじめ自然計数率を求めておく必要はない。
3. 汚染が発見された場合、その場所で測定器を保持して測定する。
4. 正確な測定を必要とする場合、時定数に等しい待ち時間をおいて測定を行う。
5. 表面汚染密度は自然計数率を引いた計数率に、機器効率、線源効率及び有効窓面積を乗じたものである。

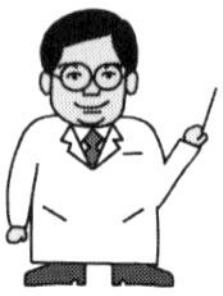

1. 測定器を測定面から離して計測する。 → ○
2. あらかじめ自然計数率を求めておく必要はない。 → ×
3. 汚染が発見された場合、その場所で測定器を保持して測定する。 → ○
4. 正確な測定を必要とする場合、時定数に等しい待ち時間をおいて測定を行う。 → ×
5. 表面汚染密度は自然計数率を引いた計数率に、機器効率、線源効率及び有効窓面積を乗じたものである。 → ×

表面汚染密度をAとすると

$$A = \frac{N - N_b}{\varepsilon_1 \cdot W \cdot \varepsilon_s}$$

ここで、N：測定計数率、N_b：B.G、ε_1：放射線計数効率、W：測定器の有効窓面積、ε_s：汚染の線源効率

解答 →1、3

Q097 γ線のエネルギースペクトル測定に適しているのはどれか。2つ選べ。

1. BF_3 計数管
2. 熱蛍光線量計
3. 表面障壁型 Si 半導体
4. 高純度 Ge 半導体検出器
5. NaI シンチレーションペクトロメータ

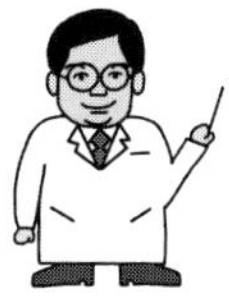

1. BF_3 計数管 → × 中性子線の測定
2. 熱蛍光線量計 → × 環境放射能の測定、年代測定等の測定
3. 表面障壁型 Si 半導体 → × α 線の測定
4. 高純度 Ge 半導体検出器 → ○
5. NaI シンチレーションペクトロメータ → ○

解答 →4、5

Q098 電子線の線質指標 R_{50} の決定法で正しいのはどれか。2 つ選べ。

1. 深部電離量百分率曲線より読み取る。
2. 照射野サイズは 5 cm×5 cm である。
3. $R_{50} = 1.029I_{50} - 0.06 (I_{50} \leq 10\ \text{cm})$ で求める。
4. $R_{50} = 1.059I_{50} - 0.37 (I_{50} > 10\ \text{cm})$ で求める。
5. 電離箱による測定器の基準深は幾何学中心とする。

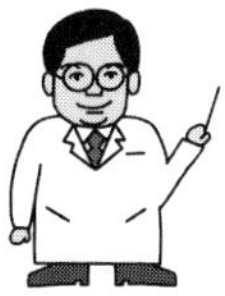

1. 深部電離量百分率曲線より読み取る。 → ×
2. 照射野サイズは 5 cm×5 cm である。 → ×
3. $R_{50} = 1.029I_{50} - 0.06 (I_{50} \leq 10\ \text{cm})$ で求める。 → ○
4. $R_{50} = 1.059I_{50} - 0.37 (I_{50} > 10\ \text{cm})$ で求める。 → ○
5. 電離箱による測定器の基準深は幾何学中心とする。 → ×

解答 →3、4

Q099 組み合わせで正しいのはどれか。2 つ選べ。

1. 電離箱 ——— 空気空洞
2. ガラス線量計 ——— レーザ
3. シンチレータ ——— グロー曲線
4. GM 検出器 ——— アニリング
5. ラジオクロミックフィルム ——— 現像

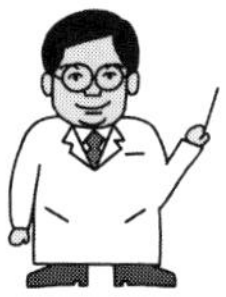

1. 電離箱 ——— 空気空洞 → ○
2. ガラス線量計 ——— レーザ → ○
3. シンチレータ ——— グロー曲線 → ×
4. GM 検出器 ——— アニリング → ×
5. ラジオクロミックフィルム ——— 現像 → ×

解答 →1、2

Q100　組み合わせで正しいのはどれか。

1. カーマ ――― 電子線
2. 阻止能 ――― γ 線
3. 吸収線量 ――― 中性子線
4. 照射線量 ――― α 線
5. シーマ ――― X 線

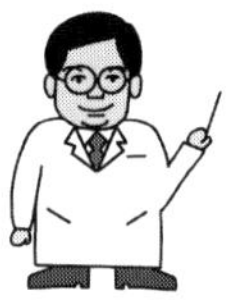

1. カーマ ――― 電子線 → ×
2. 阻止能 ――― γ 線 → ×
3. 吸収線量 ――― 中性子線 → ○
4. 照射線量 ――― α 線 → ×
5. シーマ ――― X 線 → ×

解答　→ 3

診療放射線技師国家試験出題基準に基づく 国家試験対策シリーズ 4
診療放射線技師学生のための
なんで なんで？ どうして？
ー放射線計測学ー

価格はカバーに
表示してあります

2022 年 7 月 20 日 第一版 第 1 刷 発行

著 者 熊谷（くまがい） 孝三（こうぞう） ©
発行人 古屋敷 桂子
発行所 株式会社 医療科学社
〒 113-0033 東京都文京区本郷 3 － 11 － 9
TEL 03（3818）9821 FAX 03（3818）9371
ホームページ http://www.iryokagaku.co.jp
郵便振替 00170-7-656570

ISBN978-4-86003-138-1 （乱丁・落丁はお取り替えいたします）